Études Médicales

sur les

Eaux-Bonnes

L'HYGIÈNE

MALADIES DES VOIES RESPIRATOIRES

TUBERCULOSE

LYMPHATISME ET ADÉNOIDISME

PAR

le Docteur LÉON LERICHE

Médecin consultant aux Eaux-Bonnes,
Directeur du Sanatorium de Meung-sur-Loire.

Prix : 1 franc 50

E. RICHARDIN, P. LAMM & Cie

BARCELONE — PARIS

—

1901

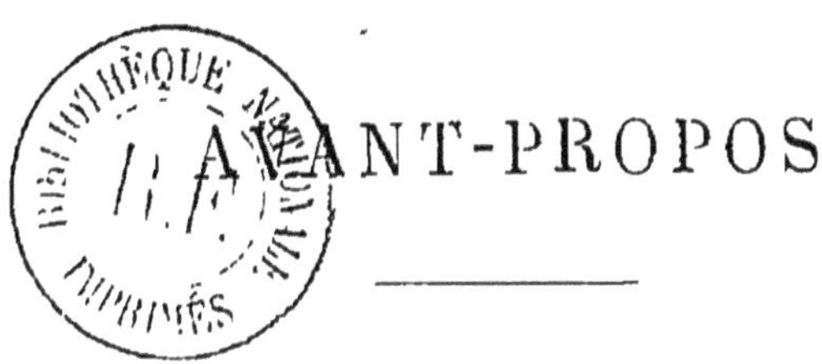 AVANT-PROPOS

Encore un livre sur les Eaux-Bonnes! Le besoin s'en faisait-il vraiment sentir ? Tout à été dit sur les Eaux-Bonnes. Après les Bordeu, Noël Gueneau de Mussy, Darralde, Pidoux, Cazenave de la Roche pour ne parler que des anciens et des morts, après tout ce qui a été dit par les médecins y exerçant encore actuellement : les Drs Cazaux, Devals, Leudet, Meunier, la littérature médicale des Eaux-Bonnes semble n'avoir plus rien laissé à glaner. C'est vrai. Ainsi ceci n'est pas un livre, c'est plutôt un recueil d'observations : observations personnelles de ce que mes devanciers m'ont appris, de ce que j'ai vu en m'inspirant de leurs conseils et de leurs expériences.

En même temps, j'ai suivi attentivement le développement des moyens hygiéniques mis au point par l'administration, et les efforts incessants faits par tous pour mettre la station à hauteur de la mission qui lui incombe ; et je la montre telle qu'elle est en 1901 avec ses qualités et aussi ses défauts, ses points faibles.

Ce livre (est-ce bien un livre ?) n'a pas été écrit d'un seul jet ; c'est une succession de faits, d'idées, de remarques *ruminés* pendant plusieurs années et couchés sur le papier au fur et à mesure qu'ils m'obsédaient. Il est le résultat d'une conviction ardente que les Eaux-Bonnes sont un chapitre de thérapeutique mal connu, et que c'est un service à rendre aux médecins et à tous que de leur crier ce qu'on sait être la vérité. C'est une faute de lèse-humanité que de ne pas employer plus souvent un remède naturel aussi efficace, un procédé de guérison si puissant que les eaux de la Source Vieille.

A une époque où tout le monde déplore la dépopulation de notre pays, il est nécessaire d'employer tous les moyens possibles pour conserver des existences menacées et qui sont d'autant plus précieuses.

Aussi en réunissant en volume, le résultat de mes observations et de mes expériences des Eaux-Bonnes, je n'ai aucune prétention à avoir découvert quelque chose de nouveau sous le soleil des Pyrénées, j'ai voulu simplement rappeler au corps médical et au public que les Eaux-Bonnes sont une arme puissante contre les maladies des voies respiratoires qui déciment une partie de la popu-

ÉTUDES MÉDICALES

SUR LES

EAUX-BONNES

INTRODUCTION

J'écrivais en février 1899, dans le journal *Eaux-Bonnes, Eaux-Chaudes*, l'article suivant qui servira d'introduction à ce livre qui vient après tant d'autres sur les Eaux-Bonnes, et que des raisons que j'indiquerai plus loin m'ont néanmoins poussé à faire.

Les Médecins et les Stations thermales.

« Les médecins des villes d'eaux se plaignent de ce que le corps médical français se désintéresse de la médecine thermale. Il est certain qu'il est peu de praticiens qui connaissent par eux-mêmes les eaux auxquelles ils envoient ou auxquelles ils devraient envoyer leurs clients.

« La médecine hydrologique est une branche de l'art médical trop négligée : les malades souffrent de cet état de choses, et les villes d'eaux succombent sous le poids des charges qui les accablent en ne trouvant pas pour leurs eaux le placement légitime.

« En résumé, le côté thérapeutique et le côté économique des eaux minérales est trop négligé : l'art de guérir et l'économie sociale souffrent de cette lacune.

« Quelques facultés ont commencé à réagir, et la médecine hydrologique a des chaires à Toulouse et à Bordeaux ; Clermont-Ferrand en réclame une, Paris seul n'en a plus depuis que M. le Dr Durand-Fardel, le savant hydrologue, a cessé ses cours libres.

« Cependant beaucoup de médecins, frappés des résultats obtenus par les cures hydro-minérales, soucieux de l'intérêt de leurs clients, déplorent leur ignorance des propriétés des sources thermales, et un médecin distingué de Paris, le Dr Carron de la Carrière, vient de prendre l'initiative d'une mesure qui ne tardera pas à donner des fruits.

« A la dernière séance de la Société d'hydrologie, il est venu spontanément donner lecture d'un projet de « Voyages d'études aux eaux minérales françaises », projet mûri de longue date, et dont l'exécution permettra chaque année à un grand nombre de médecins de se faire une idée de la valeur de nos eaux. L'abondance des matières ne nous permet pas aujourd'hui de nous étendre sur ce projet, ses considérants et ses avantages ; nous le ferons dans notre prochain numéro.

« Nous nous contenterons de dire pour l'instant que ces voyages sont organisés dans un but *scientifique exclusif* et sont dirigés par un *comité de patronage* composé de MM. Brouardel, R. Durand-Fardel, Gilbert, Huchard, Landouzy, Monod, Proust, J. Simon, Carron de la Carrière, etc.

« Les Eaux-Bonnes et les Eaux-Chaudes sont, inutile de le dire, comprises dans l'itinéraire de ces voyages, et, plus que toutes les autres stations, elles ont à gagner, nous le savons, à être visitées, et elles attendent avec confiance le résultat de ces visites médicales, sûres d'être appréciées à leur juste valeur, car, comme tout ce qui est *réellement bon en soi*, elles ne peuvent que gagner à être approfondies. »

Dans le numéro suivant du même journal, j'écrivais, toujours sur le même sujet, ce qui suit :

Voyages d'études aux Eaux minérales Françaises.

« Nous avons promis à nos lecteurs de les entretenir de l'importante initiative que vient de prendre un des plus éminents praticiens de Paris, M. le docteur Carron de la Carrière, pour instituer chaque année des voyages de médecins aux eaux minérales françaises dont le but est d'étudier sur place ces eaux, leurs propriétés thérapeutiques, et de créer un mouvement médical destiné à mettre en relief *cette richesse nationale* par trop méconnue.

« J'ai bien souvent, pour ma part, protesté avec énergie contre l'état d'esprit des pouvoirs publics, qui non-seulement négligent, mais semblent même souvent porter préjudice à nos stations thermales, contre l'état d'esprit de la plus grande partie des médecins français qui traitent par dessous la jambe cette thérapeutique hydrologique, dont beaucoup, il ne faut pas craindre de le dire, sont jaloux, et qui obéissent à des mobiles trop spéculatifs en gardant pour eux des malades qu'ils privent ainsi du seul traitement susceptible de leur être utile, tandis que d'autres médecins pèchent simplement par ignorance.

« En Allemagne, en Autriche, en Suisse, en Russie, en Espagne, en Italie, etc., etc., les gouvernements favorisent de tout leur pouvoir les stations thermales ; ils font des lois destinées à permettre à ces stations de vivre et de prospérer ; les médecins, les financiers, les grandes administrations de ces différents pays rivalisent de zèle, tout en se plaçant à des points de vue différents, pour exploiter ces richesses naturelles dont tous, malades, médecins, administrateurs tirent le plus grand profit.

« Peu de pays sont cependant aussi favorisés que la France sous le rapport de la richesse hydro-minérale et il n'est que grand temps de venir au secours de nos villes d'eaux qui succombent sous le poids des sacrifices trop lourds qu'elles s'imposent seules, depuis de longues années.

« Ce n'est un mystère pour personne que nos sources les plus renommées, celles qui possèdent des vertus thérapeutiques de tout premier ordre, sont méconnues, délaissées ; les budgets des stations thermales sont à sec, les hôteliers succombent, les médecins n'y gagnent plus leur vie, alors que la clientèle française passe la frontière pour aller chercher à l'étranger moins bien que ce qu'elle a chez elle.

« Ouvrez nos traités de médecine française écrits par des auteurs français : on y conseille à chaque page les cures dans les sanatoriums de Suisse et d'Allemagne, dans les villes d'eaux de Bavière, du Tyrol, de Belgique. Rien ou des critiques aux stations françaises.

« Eh bien, cet état d'esprit est non seulement déplorable, il est désastreux et il est souverainement injuste.

« Mais nous sommes ainsi faits en France : peuple imaginatif, nous voyons le beau côté de tout ce que nous ne connaissons pas ; nous regardons avec envie ce que possèdent les autres, et nous avons l'admiration facile pour tout ce qui se passe ailleurs que chez nous.

« Et cependant, quand on possède les Eaux-Bonnes et toutes les sources des Pyrénées ; quand on possède Vichy et tout le massif central ; les stations des Alpes et des Vosges, non-seulement on ne devrait jamais songer à aller se soigner ailleurs, mais on doit n'avoir qu'un but : chercher à attirer l'étranger chez soi.

« Pour cela, il faut que le corps médical français prenne la chose à cœur ; il faut qu'il connaisse toutes nos villes d'eaux, mais non pas seulement leurs casinos, leurs affiches de théâtre et le programme des fêtes ; il faut qu'il étudie la valeur des sources, les résultats obtenus, les guérisons réalisées, les promenades, le climat ; il faut qu'il écoute la voix des médecins hydrologues compétents, qu'il lise leurs ouvrages et leurs écrits, qu'il se pénètre de leurs observations. Il faut, bien entendu, en revanche, que les médecins hydrologues restent dans leur rôle, ne se livrent pas, comme cela arrive souvent, à un éloge par trop dithyrambique et planant parfois dans les sphères trop élevées au-dessus de la vérité, des vertus de leurs sources, et à un bêchage par trop intéressé des eaux rivales.

« Il est certain que les voyages des médecins aux eaux minérales mettront toutes ces choses au point, — et c'est pour cela que le projet de M. Carron de la

Carrière a été salué avec enthousiasme par tout le monde.

« Je donne le texte *in extenso* de ce projet, tel qu'il a été présenté à la Société d'hydrologie médicale, où il a reçu l'accueil qu'il méritait ; c'est dire qu'il a été applaudi chaleureusement.

« Ce projet, il est vrai, a bien soulevé quelques observations de détail ; c'est ainsi que M. Garrigou a revendiqué pour lui même l'idée première de ces voyages minéraux auxquels il a jadis donné un commencement d'exécution, et aussi il se rallie pleinement au projet de M. Carron de la Carrière.

« M. Morice a rappelé que le Dʳ Prosper de Pietra Santa, ancien médecin des Eaux-Bonnes, avait organisé des caravanes de ce genre. M. Morice regrette aussi que le président de la Société d'hydrologie qui est, rappelons-le, actuellement notre éminent et sympathique confrère, le Dʳ Leudet, des Eaux-Bonnes, et le président du Syndicat des médecins des villes d'eaux ne soient pas membres du comité de patronage. Il est certain que c'est là une lacune qui sera vite comblée, mais dans laquelle il ne faut voir aucun parti pris.

« Peut-être cependant les organisateurs de ce comité avaient-ils voulu bien faire comprendre que les voyages étaient faits *exclusivement* pour les médecins praticiens et qu'il était inutile d'y inscrire, à un titre quelconque, des médecins de ville d'eaux ; mais le président de la Société d'hydrologie n'est pas forcément un médecin de ville d'eaux, pas plus que le président du Syndicat des stations thermales et balnéaires ; la preuve, c'est que c'est M. Albert Robin qui est ce dernier, et que l'an dernier encore il présidait la Société d'hydrologie.

« Mais je le répète, ce sont là questions de détail qui s'arrangeront toutes seules.

« L'important, c'est que les médecins auront une occasion de visiter les villes d'eaux, et que c'est là un commencement, un réveil depuis longtemps attendu de la thérapeutique hydro-minérale. »

Ce voyage est maintenant un fait accompli et le 10 septembre 1900, plus de cent médecins français et étrangers venaient, sous la conduite du professeur Landouzy, visiter la station d'Eaux-Bonnes et ses thermes.

Je transcris entièrement le récit de cette journée qui fait époque dans les annales de notre chère station, y compris le résumé de la conférence du maître, telle qu'il a été publié par le journal la *Gazette des Eaux*, du 27 septembre.

Eaux-Bonnes.

10 septembre. — Vingt guides à cheval — dans leur beau costume de gala, veste rouge jetée sur l'épaule gauche, gilet blanc, pantalon de velours noir attaché au-dessous du genou par une cordelière aux glands blancs et rouges, les jambes enfermées dans des guêtres de grosse laine blanche, le fouet au poing — attendaient la caravane à la descente du train en gare de Laruns et faisaient escorte aux vingt landaus qui l'entraînaient au grand trot de leurs chevaux jusqu'aux Eaux-Bonnes, — où ils arrivèrent à neuf heures moins un quart du matin.

L'entrée fut triomphale, au milieu de la ville pavoisée, au bruit des bombes d'artifice qui éclataient de toutes parts, au bruit du fouet des guides qui claquaient en fanfare et des hourrahs de la population.

Le maire, entouré du corps médical, souhaite la bienvenue aux arrivants, et le Dr Leriche, président de la Société médicale, présente tous les médecins de la station.

Ceux-ci, au nombre de sept, divisent en sept groupes les membres de la caravane, et leur font les honneurs des établissements thermaux, du sanatorium du Dr Portes et des belles promenades des Eaux-Bonnes.

Le temps est couvert et les nuages masquent les hauts sommets qui font aux Eaux-Bonnes un cadre d'une imposante majesté.

A onze heures, le professeur Landouzy fait une conférence sur les Eaux-Bonnes, dans la grande salle Pidoux des Thermes, devant un auditoire composé des membres de la caravane, du corps médical des Eaux-Bonnes, et d'une foule considérable de baigneurs qui sont encore en traitement.

C'est, comme l'annonce le conférencier, une leçon de choses qu'il va s'appliquer à donner à ses auditeurs.

Le traitement des Eaux-Bonnes comprend des éléments multiples et dont aujourd'hui on doit tenir compte.

Ces éléments sont au nombre de six : 1° l'eau minérale, et, ici, cette eau minérale est un médicament d'une grande puissance ; 2° l'altitude ; 3° le climat ; 4° l'atmosphère ; 5° le paysage ; 6° l'hygiène.

La station des Eaux-Bonnes est une des plus anciennes stations, celle qui a été et qui est encore la plus retentissante gloire des Pyrénées, connue dans toute la France, dans toute l'Europe et même dans le monde entier. Eaux-Bonnes représente une solide réputation médicale, qui peut braver la mode.

De tous temps, on est venu aux Eaux-Bonnes comme on allait à Vichy à travers mille difficultés ; on bravait les dangers, les longueurs et les fatigues du voyage pour venir boire à ses sources, et surtout à la Source Vieille qui synthétise toutes les propriétés des sources des Eaux-Bonnes, comme la *source Ferras* à Luchon, comme la *source du Tambour* à Barèges synthétisent toutes les propriétés des eaux de ces stations : elle est *le trésor* des Eaux-Bonnes.

Les Eaux-Bonnes sont des sulfurées sodiques ; leur température est de 33 degrés centigrades environ et leur minéralisation se compte par six centigrammes de sulfuration totale.

Mais malgré la faiblesse de cette minéralisation, les effets pui-sants des Eaux-Bonnes se comprennent s'ils ne s'expliquent pas. Il suffit de regarder ce qui se passe dans la thérapeutique générale : on connaît, mais on n'explique pas les effets physiologiques et perturbateurs sur l'organisme de *un dixième de milligramme* de digitaline cristallisée, de quelques centigrammes d'iodure de potassium.

Il n'y a pas à invoquer ici des mystères blottis derrière les robinets, ni des esprits cachés au fond des sources, il y a seulement, comme dans le cœur, des raisons que la raison ne comprend pas, mais que l'empirisme nous apprend.

Sans s'étendre sur les propriétés physiques et chimiques des Eaux-Bonnes ni sur son mode d'action, sur son pharmacodynamisme, sur sa physiologie, le professeur résume leurs effets en disant qu'elles produisent : 1° un remontement général de l'organisme tout entier agissant sur les cellules organiques et notamment sur les cellules cérébrales, et 2° qu'elles se distinguent par une spécialisation impossible à déterminer, mais patente, sur les muqueuses des voies respiratoires.

Ces localisations spéciales sont d'observation journalière ; on les trouve dans un grand nombre de médicaments et notamment dans les sérums ; les Eaux-Bonnes sont en quelque sorte un spécifique de la muqueuse des voies respiratoires, avec affinité pour l'appareil broncho-pulmonaire.

Le conférencier glisse sur l'historique des eaux d'Eaux-Bonnes ; leur utilisation remonte à la bataille de Pavie et s'est continuée et transformée sous l'impulsion des Bordeu, des Darralde, de Noël Guéneau de Mussy, de Pidoux et des médecins qui exercent actuellement, et qui en règlent la posologie en s'appuyant sur la clinique et *les réactions qu'elles provoquent chez chaque malade.*

Les Eaux-Bonnes, par suite de leur spécialisation, sont donc indiquées dans toutes les affections chroniques des voies respiratoires : angines granuleuses, laryngopathies, exsudats pleurétiques, séquelles d'influenza, bronchites chroniques, catarrhe, emphysème pulmonaire, asthme, tuberculose pulmonaire.

A propos de cette dernière maladie, le professeur Landouzy regrette qu'il règne dans le monde médical et *des légendes* et *des préjugés* entretenus par l'ignorance et la mauvaise foi, et qui privent trop de tuberculeux de cette merveilleuse médication qu'est l'eau-bonne.

On fait de la fièvre une contre-indication des Eaux-Bonnes : c'est une grande faute, car des tuberculeux, fébriles aujourd'hui chez eux, ne le seront plus demain aux Eaux-Bonnes, grâce au climat sédatif, à l'air pur des Eaux-Bonnes, grâce à la vigilance des médecins des Eaux-Bonnes qui sauront combattre l'éréthisme, par un traitement approprié, et en faisant parcourir à ces malades toute la gamme des ressources thermales de la station : pédiluves, source d'Orteig, source froide.

Mais il est encore deux légendes absurdes contre lesquelles s'insurge le professeur Landouzy, qu'il ne faut pas laisser s'accréditer plus longtemps, car exploitées par des gens intéressés à les propager, elles semblent avoir terni momentanément le pur éclat des Eaux-Bonnes; l'hémoptysie et la contagion.

Le savant conférencier avoue que quand bien même on lui démontrerait qu'une main un peu trop lourde, qu'un manque de doigté dans l'administration des Eaux-Bonnes, que des fautes mêmes commises par les buveurs peuvent entraîner à des hémoptysies, ce ne serait pas encore là une raison suffisante pour priver les tuberculeux de la médication des Eaux-Bonnes, pas plus que les albuminuries passagères qu'on a signalées comme conséquence des injections sous-cutanées de sérum antidiphtéritique, ou les érythèmes urticants, ne sont une raison suffisante pour faire abandonner la sérothérapie, même préventive.

A ce compte-là, on devrait priver de quinine les paludéens pour leur éviter les bourdonnements d'oreille ou un peu de dyspepsie. On devrait priver les malades du mercure ou de l'iodure sous prétexte que ces médicaments provoquent parfois des salivations ou des coryzas intenses. On ne devrait plus monter en chemin de fer, peut-être, car le train déraille et de temps en autre il se produit des catastrophes.

Cette légende des hémoptysies eaubonnaises est injuste, ridicule et absurde : il se produit aux Eaux-Bonnes des hémoptysies chez certains tuberculeux comme il s'en produit à la ville ou à la campagne, partout et à toutes les époques de la tuberculose, ni plus ni moins ; et, pas plus aux Eaux-Bonnes qu'ailleurs, elles n'ont en général de gravité par elles-mêmes ; le public seul s'en préoccupe, mais elles n'inquiètent pas le médecin qui se rend compte de leur raison anatomique et qui sait qu'elles ne causent qu'un préjudice moral au malade en l'effrayant.

Quant à la contagion aux Eaux-Bonnes, il suffit de passer quelques heures aux Eaux-Bonnes pour se rendre compte que les dangers de contagion y sont *beaucoup moindres* qu'ailleurs : 1° parce qu'aux Eaux-Bonnes il n'y a pas de poussière, parce qu'il n'y a pas de vent, parce que les rues, très déclives, sont largement lavées à grande eau ; et 2°, parce que la propreté et l'antisepsie règnent aux Eaux-Bonnes plus que partout ailleurs. Tous les membres de la caravane ont pu se rendre compte *de visu* qu'ici comme nulle part on applique les règles de l'hygiène : on désinfecte les chambres d'hôtel et la literie ; et on a fait dans ce sens un effort qui place les Eaux-Bonnes encore à ce point de vue au-dessus de la plupart des stations thermales françaises.

Les Eaux-Bonnes sont à une altitude moyenne à laquelle les germes morbides se développent moins facilement ; l'oxygène y est plus dégagé d'impureté ; et par suite du calme de l'atmosphère, de l'absence complète du vent, de l'hygrométrie, de la beauté du paysage, le climat est particulièrement sédatif, en même temps qu'il est tonique.

En résumé : l'eau sulfureuse de la source Vieille et les conditions climatériques — que le conférencier vient d'énumérer rapidement en faisant ressortir quelle importance chacune d'elles a prise entre les mains des médecins des Eaux-Bonnes — constituent par leur ensemble *la mixture la plus efficace à employer contre la tuberculose.*

Le professeur Landouzy termine la conférence en constatant que la station d'Eaux-Bonnes lui donne pleinement raison quand il annonçait que, dans un avenir prochain, les stations thermales seraient le meilleur refuge contre les maladies contagieuses; elle mérite d'ores et déjà le nom de TUBERCULOPOLIS : *Où l'asepsie règne en maîtresse, il n'y a rien à craindre.*

A la suite de cette conférence applaudie avec enthousiasme et à plusieurs reprises, un banquet réunit les congressistes et les médecins d'Eaux-Bonnes. Déjeuner parfait, pendant lequel l'orchestre municipal s'est fait entendre et applaudir.

Au champagne : toasts du maire d'Eaux-Bonnes, du professeur Landouzy qui a baptisé le maire du nom de « maire antiseptique », du Dr Leriche, président de la Société médicale et du Dr Cazaux.

On remonte en voiture et on part pour Eaux-Chaudes, à deux heures, au milieu de l'escorte des guides dont les fouets claquent sans pouvoir étouffer les vivats nourris dont les membres de la caravane saluent Eaux-Bonnes.

Nous sommes arrivés, à la suite de cette visite et des nombreuses conversations à laquelle elle a donné lieu à un *tournant* de l'histoire des Eaux-Bonnes.

Nos visiteurs compétents se sont surtout informés de la manière dont on observait l'hygiène et quelles mesures on prenait pour parer à toutes les éventualités de la contagion.

Ils ont pu se convaincre que les Eaux-Bonnes sont une station privilégiée et qui possède une avance énorme, sur nombre d'autres stations minérales, et pour se rendre compte de la façon dont l'hygiène règne à Eaux-Bonnes, je demanderai au lecteur la permission de reproduire un article que je publiais en 1893 dans *Journal d'Hygiène* et qui mettait en lumière, dès cette époque, les avantages hygiéniques naturels des Eaux-Bonnes, et les moyens mis en œuvre par l'administration pour compléter ces avantages.

CHAPITRE I

DES CONDITIONS HYGIÉNIQUES
D'UN SANATORIUM.

Eaux-Bonnes. — Sanatorium.

L'hygiène est une des branches les plus importantes des sciences médicales ; c'est l'hygiène en effet qui, avec ses lois de jour en jour plus précises, prévient les maladies, guérit les malades et réconforte les convalescents.

La *médication pharmaceutique* ancienne, recule tous les jours devant la *médication hygiénique* moderne. Les médecins éloignent les malades des grandes villes, dispersent les agglomérations, réclament l'Établissement de *Sanatoriums*, et cherchent, par tous les moyens possibles, à aseptiser les milieux ambiants, sans cesse contaminés par les sécrétions morbides et virulentes, et ne cessent de lutter contre les causes permanentes d'empoisonnement de l'atmosphère.

Mais quelles sont les conditions hygiéniques qui devront présider à l'installation d'un sanatorium idéal ?

Ces conditions sont de deux ordres différents inséparables toutefois et s'entr'aidant mutuellement :

Les unes, d'ordre naturel (A). Les autres, d'ordre scientifique (B).

Les premières sont, comme leur nom l'indique, l'œuvre de la nature ; les secondes sont dues au génie humain et comprennent toutes les mesures nécessaires pour rendre aux premières leur pureté native, souillée par l'agglomération des malades.

A. Les CONDITIONS D'ORDRE NATUREL se rapportent à l'*Atmosphère*, au *Sol* et à l'*Eau*.

1° L'*Atmosphère* à température régulière et modérée doit être composée d'un air pur, à température régulière et modérée renfermant le minimum de germes ; calme et suffisamment hygrométrique mais sans humidité et sans brouillards.

2° Le *Sol* sera perméable aux eaux pluviales et suffisamment en pente pour empêcher leur stagnation qui pourrait donner naissance à des émanations funestes. Il doit être fertile, car les plantes et les arbres sont nécessaires à la purification de l'atmosphère, et au renouvellement de l'oxygène de l'air.

3° L'*Eau* doit remplir toutes les conditions qu'exige la chimie, d'une *Eau potable* ; et être assez abondante pour suffire aux usages d'alimentation interne et externe.

B. Les CONDITIONS HYGIÉNIQUES D'ORDRE SCIENTIFIQUE sont nombreuses et variées, car elles doivent assurer l'asepsie de tout ce qui environne le sanatorium, de tout ce que touche l'homme sain ou malade, et compléter ou même réformer l'œuvre de la nature. Elles se rapportent par conséquent, en allant du général au particulier, à la voirie, à l'alimentation, à l'habitation.

1° Le *service de la voirie* comprend le service des

promenades, jardins, rues, places, établissements publics, et les égouts.

Les promenades, larges, bien aérées, plantées de grands arbres laissent circuler l'air tout en donnant de l'ombrage ; les rues soigneusement arrosées et balayées, ensoleillées, bordées de ruisseaux dans lesquels coulera une eau pure et abondante, avec pentes bien aménagées assurant l'écoulement des eaux. Les ordures et les immondices ne doivent jamais séjourner en tas au milieu des chaussées, mais emportées soigneusement dans les égouts, ou mieux brûlées.

Les égouts seront tous à eau très courante et bien surveillés pour éviter des infiltrations avec leurs fâcheuses conséquences.

Proscription absolue des usines et d'établissements industriels surtout en amont de la station.

2° L'*alimentation* réclame une surveillance active. Les halles, s'il en existe seront autant que possible éloignées des habitations, bien aérées et désinfectées chaque jour avec soin.

Il en sera de même pour les établissements publics.

On pourvoiera à l'alimentation hydraulique au moyen d'une canalisation irréprochable : l'eau devra être prise en amont de la ville, cela va sans dire, et distribuée en abondance, dans les habitations, et dans les rues.

3° Les *habitations* seront, autant que faire se peut, isolées les unes des autres, entre cour et jardin. Elles seront claires, exposées à l'Est ou au Midi, avec des chambres élevées et bien aérées par de grandes fenêtres s'ouvrant directement sur le dehors : Les meubles et les tentures seront limités au strict nécessaire. Les chambres de malades doivent être lavées avec des solutions antiseptiques, et les objets de literie, les étoffes, le linge, etc., désinfectés dans des étuves spéciales.

Enfin les latrines seront tenues proprement, désinfectées au chlorure de zinc ou avec des solutions phéniquées et munies d'appareils hydrauliques. Les fosses étant toujours dangereuses ne seront pas tolérées.

Passant des préceptes théoriques aux applications pratiques, voyons maintenant comment ces conditions hygiéniques ont été réalisées aux Eaux-Bonnes.

La *station* est située à 750 mètres d'altitude, dans une gorge verdoyante et fertile, sur le flanc d'une haute montagne. Elle est exposée au Nord-Ouest, batie en pente assez rapide, sur un sous-sol formé de roches extrêmement compactes. Elle domine au Nord-Ouest un ravin étroit et profond où coule le torrent le Valentin qui la sépare d'une montagne, couverte de prairies et élevée de 1200 à 1500 mètres au-dessus du niveau de la mer.

Dans la gorge qui renferme la station et au Sud-Ouest, aboutit un ravin escarpé servant de lit au torrent, la Sourde, qui traverse l'égout de la ville et se précipite dans le Valentin.

Les avantages d'une telle situation topographique sont manifestes.

Altitude 750 mètres, c'est-à-dire diminution sensible du poids de l'atmosphère, sans raréfaction de l'air. Si à cette altitude il existe encore des germes dans l'air ambiant, leur puissance nocive est singulièrement annihilée, comme le prouvent l'expérience et la clinique. En effet il n'y a jamais eu d'épidémie à

Eaux-Bonnes, tant parmi la population indigène que parmi la population de touristes et de malades.

Pendant les épidémies de choléra qui, dans ces trente dernières années, ont fait tant de victimes en Espagne, nombre d'Espagnols quittaient les lieux contaminés pour venir demander un refuge à cette station privilégiée; et jamais il n'a été constaté un seul cas de la redoutable maladie.

Malgré le grand nombre de phtisiques qui viennent demander à nos thermes la guérison de leur maladie, la tuberculose est fort rare parmi les indigènes.

La ceinture de hautes montagnes (de 2 000 mètres de haut) qui entourent la station, lui forme un rempart, qui assure d'une façon complète la tranquillité de l'atmosphère; aussi les grands vents du Sud et du Sud-Ouest y sont presque inconnus; quant aux variations de température, elles sont beaucoup moins brusques que dans d'autres régions montagneuses similaires.

Malgré le calme de l'atmosphère et l'absence de vents, on comprendra que l'air est suffisamment renouvelé dans l'enceinte du sanatorium, par le cours même du Valentin et par les courants ascendants et descendants de la vallée d'Ossau.

Ajoutez à cela, et tout autour de la gorge, des forêts de hêtres et de sapins, percées de belles promenades où tombent à chaque pas des sources limpides et abondantes.

L'air atmosphérique renferme une notable quantité d'ozone, dont la présence et les effets physiologiques et thérapeutiques ont été mis en évidence par les constatations météorologiques des Drs de Pietra Santa, Schnepp et autres.

Disons enfin qu'il n'existe au voisinage, ni usines, ni établissements industriels.

La constitution géologique du sol, la nature et la disposition des terrains répondent parfaitement aux *desiderata* de l'hygiène.

Une couche suffisante de terre arable donnant naissance à une végétation luxuriante, repose sur des roches calcaires, et suffisamment en pente, constitue un drainage naturel, qui conduit toutes les eaux pluviales et autres dans le torrent le Valentin, et assurent ainsi d'une façon complète l'asséchement et la salubrité du sol.

Au sein d'une·telle constitution géologique, on comprend que l'eau soit d'une pureté remarquable; aussi les nombreuses sources qui environnent la station, sont toutes des eaux potables et absolument salubres.

1º De *la voirie*. — Un vaste jardin anglais, le jardin Darralde avec ses pelouses de gazon, ses corbeilles de fleurs et son gracieux kiosque pour la musique, occupe le centre de la station. Il est un peu escarpé, planté d'arbres d'essences variées et rares, élevant tous très haut leurs rameaux; aussi l'air y circule facilement; et sous leur épais ombrage il n'y a jamais d'humidité.

Tout autour du jardin, une large chaussée bordée de trottoirs, avec des ruisseaux d'eau vive qui coule nuit et jour.

De belles promenades, les unes horizontales, les autres en pentes plus ou moins rapides, sont dessinées dans les forêts voisines.

Des arrêtés sévères, assurent la propreté de ces rues et promenades. Un arrosage abondant précède le balayage, et toutes les immondices sont portées aussitôt à une glissoire qui les précipite dans le torrent le Valentin.

2° *Des égouts* souterrains où aboutissent toutes les eaux souillées des habitations, et traversés par le torrent de la Sourde se vident eux aussi dans le lit profond du Valentin.

L'*alimentation hydraulique* est irréprochable. A 1500 mètres environ de la station, et à 50 mètres d'altitude au-dessus, on a capté une source abondante à son point d'émergence. L'eau est amenée par un bon système de canalisation enfermé dans, des galeries souterraines.

Les halles, sont isolées des maisons d'habitation ; bien aérées, assez vastes, elles sont munies de fontaines et de réservoirs à eau courante.

Les établissements balnéaires sont pourvus d'un outillage perfectionné et mis au point des exigences modernes. Ils comprennent : des buvettes, des salles de gargarisme, des douches générales et locales, des salles de bains, des promenoirs fermés et ouverts, un salon et une salle de lecture, etc.

La toilette des établissements est faite chaque jour avec grand soin : lavage général au chlorure de zinc, contenu des crachoirs brulé dans les chaudières des machines.

Des *habitations.* — Les maisons d'habitation sont des hôtels ou des maisons meublées, avec façade d'un côté sur le jardin Darralde, de l'autre soit sur la montagne boisée du Gourzy, soit sur les bords à pic du Valentin au delà duquel s'étendent d'immenses prairies qui tapissent les flancs de la montagne verte.

Ces immeubles sont composés de chambres et d'appartements séparés par des couloirs intérieurs ; les fenêtres larges et élevées s'ouvrent toutes sur le dehors ; l'ameublement est simple et propre ; les water-closets munis d'appareils hydrauliques, sont en communication directe avec l'égout qui se déverse dans le Valentin.

La lumière électrique remplace avantageusement le gaz et les lampes à l'huile ou au pétrole.

La municipalité, pour obéir aux instances réitérées du corps médical, a fait installer en dehors de la ville un service de désinfection complet, locomobile Geneste et Herscher, qui fonctionne sous la surveillance d'un homme expérimenté.

CONCLUSIONS.

« De tout ce qui précède, je crois pouvoir conclure que la station d'Eaux-Bonnes remplit toutes les exigences voulues pour constituer un bon *sanatorium*, en permettant aux malades et aux convalescents de faire une cure d'air à l'abri des maladies épidémiques ou contagieuses.

« En résumé, en publiant ce modeste travail, je crois avoir rempli un double devoir :

« — Rassurer les médecins qui hésitent à envoyer leurs malades aux stations thermales par crainte des graves conséquences de la promiscuité.

« — Indiquer à nos confrères un sanatorium agréable, installé dans d'excellentes conditions climatériques et irréprochable au point de vue de la salubrité.

« L'air pur des montagnes, de par le *consensus omnium* est en quelque sorte le spécifique de la chlorose et de l'anémie, le meilleur reconstituant à la suite de

maladies graves, ou de grandes opérations chirurgi-
cales, et son action reste des plus remarquables contre
la déchéance organique, consécutive aux manifestations persistantes et si variées de l'*influenza*. »

Depuis l'époque où ces lignes ont été écrites, l'hygiène est de plus en plus entrée dans les mœurs de
l'administration et de la population ; de plus, la canalisation pour l'alimentation hydraulique a été refaite
entièrement, et si l'eau potable, qui fait par sa fraîcheur,
sa limpidité et sa légéreté, les délices de tous les
baigneurs et visiteurs, n'a pas augmenté en quantité
et en qualité, ce qui était impossible, elle est distribuée plus largement encore.

*Bref, aujourd'hui on peut demander à chaque hôte-
lier, à chaque loueur, un certificat du service de désinfection, constatant que les appartements qu'on désire
occuper ont été désinfectés ; et si le loueur ne peut
présenter ce certificat, le client sera toujours libre de
s'adresser ailleurs.*

Je sais bien que cette manière de faire est très
gênante pour certains, mais elle est absolument légitime ; je revendique énergiquement la responsabilité
de ce conseil, et je suis sûr de ne pas être désavoué
par mes confrères.

En mettant ce précepte en pratique, on peut, sans
crainte, venir aux Eaux-Bonnes, et je suis persuadé
que les plus rigoristes des médecins ne contrediront
pas aux idées suivantes que j'exprimais en août 1898
dans le journal la *Gazette des Eaux* et l'époque pré-
dite par mon éminent maître le professeur Landouzy
est arrivée pour les Eaux-Bonnes, « l'époque où pour
être sûrement à l'abri de la contagion, il faudra aller
dans les stations qui reçoivent des malades, parce

que là on fera tout le nécessaire pour combattre la
contagion. »

Contagionnistes et villes d'eaux.

Les idées sur la contagion de la tuberculose ont
depuis plusieurs années porté un tort considérable
aux villes d'eaux qui ont la spécialité des affections
des voies respiratoires. Bon nombre des malades qui
viennent dans ces villes d'eaux sont des tuberculeux ;
et ils sont devenus un sujet de terreur pour les autres
malades et même pour les tuberculeux comme eux.
Car c'est certainement pour les tuberculeux que
l'Évangile a imaginé la parabole de la poutre et de
la paille ; ou du moins on pourrait le croire, quand
on voit de pauvres diables dont les poumons donnent
asile à des colonies de microbes capables d'infecter
le monde entier, se détourner avec une horreur
mêlée de pitié d'un tousseur cent fois moins malade
qu'eux-mêmes.

Quelques médecins s'élèvent bien contre les théories contagionnistes de la tuberculose ; le Dr Kelsch,
au sein de l'Académie, a rappelé que si le bacille de
Koch était un facteur indispensable de la tuberculose,
il fallait bien tenir compte dans une large mesure
du terrain. La prophylaxie de la phtisie pulmonaire
ne doit pas porter exclusivement sur la graine, mais
il est tout aussi pratique de chercher à rendre les
organismes réfractaires à la contagion en préconisant
l'hygiène, en supprimant le surmenage physique et
moral, et les excès de toute nature, et enfin, en sou-
tenant l'organisme par une alimentation substantielle
et réconfortante.

Le Dr Revillod, de Genève, s'est élevé contre les théories contagionnistes elles-mêmes : ne deviennent tuberculeux que ceux qui le doivent devenir, et si la contagion existe, elle n'existe que dans des conditions tout à fait spéciales.

Notre éminent confrère le Dr Verdalle s'est, dans ce journal, élevé à son tour contre ces craintes chimériques de propagation de la tuberculose dans les villes d'eaux, et il proteste contre ces idées nouvelles qui jettent la perturbation dans les esprits et portent un tort considérable à des intérêts légitimes, en même temps qu'elles privent les tuberculeux de la médication hydrominérale, la seule, on ne saurait trop le répéter, qui ait une réelle valeur dans le traitement de ces maladies, la seule aussi qui possède une action prophylactique efficace et qui puisse réellement chez les prédisposés s'opposer à l'éclosion du mal.

La raison commençait à renaître dans tous les esprits, la question du *terrain* faisait tous les jours des progrès, lorsque le remarquable rapport de M. le professeur Grancher, éclatant comme une bombe au sein de l'Académie, retentit au dehors, jetant partout le désarroi et créant une folle panique.

Tous les journaux médicaux, scientifiques, politiques et autres ont reproduit ce rapport, l'ont commenté et défiguré ; et aujourd'hui on considère dans un certain public, la tuberculose comme plus contagieuse que la scarlatine ou la rougeole.

Pour ma part, je suis contagionniste, mais je crois qu'il est nécessaire de préciser d'une façon formelle les conditions *sine qua non* de la contagion, car la contagion de la tuberculose se fait dans des conditions spéciales et très mal connues. La contagion de la tuberculose est en un mot tout à fait différente de la contagion de la plupart des autres maladies infectieuses, et cette différence tient non seulement à ce qu'il faut un *terrain tuberculisable* pour que la contagion se produise, mais aussi à l'essence même du bacille de Koch, et à sa *diffusion généralisée.*

Il y a, en effet, une question de géographie médicale, que le rapport de M. le professeur Grancher n'aurait pas dû laisser dans l'ombre, sur laquelle il aurait, au contraire, dû insister dans l'intérêt de la vérité d'abord, dans l'intérêt des malades tuberculeux et tuberculisables ensuite et, enfin, dans l'intérêt des villes d'eaux et de la médecine hydrominérale. Ce dernier intérêt ayant bien sa valeur au point de vue économique et au point de vue thérapeutique.

La nature a déshérité, au point de vue agricole, certains pays montagneux, et leur a donné, en compensation, des eaux sulfureuses, arsenicales ou à autre minéralisation, que l'observation des anciens médecins, basée sur l'expérience des siècles, a reconnues exercer une influence très favorable sur la guérison de la tuberculose pulmonaire.

Cette propriété curative de ces eaux est consacrée par l'unanimité des médecins ; de temps immémorial, les malades se sont portés en foule dans ces villes d'eaux, envoyés, les uns par leur médecin, les autres y venant d'eux-mêmes, parce qu'ils ont été témoins impartiaux de guérisons dûment constatées chez leurs parents ou leurs amis. Cet exode de malades de toutes les classes de la société nécessite, dans les villes d'eaux, des installations coûteuses. L'État, des communes, des sociétés fermières ont employé des capitaux énormes à construire des établissements thermaux, pour lesquels on a exigé des outillages balnéaires coûteux et d'un entretien dispendieux. Il faut loger les malades : on a édifié des hôtels, des maisons de familles, des châlets, des villas. La fortune publique et privée a, en un mot, afflué dans les villes d'eaux; elle mérite bien, il semble, en ces temps difficiles, d'être prise un peu en considération.

Comment! on hésite à prendre des mesures énergiques pour la répression de l'alcoolisme, parce que les mesures répressives porteraient atteinte aux intérêts commerciaux et fiscaux! On foule aux pieds les lois les plus importantes de l'hygiène pour ne pas occasionner aux différents budgets un surcroît de dépense! Et on n'hésite pas à ruiner toute une catégorie de citoyens, qui ont employé leurs ressources dans une œuvre thérapeutique qu'on devait encourager au contraire! Des régions entières de notre pays sont frappées d'un véritable ostracisme et sont déclarées suspectes! Pourquoi? Parce qu'en proclamant la contagion de la tuberculose, *on a négligé de préciser les conditions dans lesquelles elle s'opère.*

La contagion de la tuberculose ne se produit que chez les sujets tout particulièrement prédisposés, chez les enfants de malades et d'affaiblis, et chez tous ceux que la misère physiologique prédispose à tous les contages.

Ceux-là trouveront *partout et toujours* assez de microbes pour se contagionner aussi bien dans les villes que dans les campagnes, et, pour ceux-là, le seul moyen qu'ils ont d'échapper à la contagion, c'est d'aller, quand ils le peuvent, faire une saison, un long séjour même, *dans les villes d'eaux dans lesquelles on soigne* les maladies des voies respiratoires et les maladies de poitrine, parce que, dans ces villes, ils ne trouveront pas plus de bacilles de Koch que n'importe où et parce que ces eaux minérales immuniseront leur organisme et le rendront réfractaire au développement de ces germes.

Quel est le médecin qui serait assez téméraire pour affirmer à quel moment de son existence, en quel lieu, un phtisique a été contaminé et combien de temps il lui a fallu vivre au milieu des bacilles de Kock pour être contaminé par eux. Est-ce que la période d'incubation de la tuberculose a jamais pu être déterminée même approximativement? Est elle d'une seconde, d'une heure, d'une semaine ou de plusieurs années? Nul ne peut le dire. Et combien de bacilles sont-ils nécessaires pour produire la contagion? Si un seul suffit, qu'importe qu'il y en ait des milliers de plus ou de moins dans l'atmosphère qu'on respire? Et croyez-vous qu'il y en ait davantage au Mont-Dore, à la Bourboule, à Cauterets ou aux Eaux-Bonnes, qu'à Saint-Cloud ou à Paris, ou partout ailleurs? Non. Peut-être à une altitude un peu élevée sont-ils moins virulents? Et alors pourquoi empêcher un sujet prédisposé ou, à plus forte raison, n'importe qui, de venir chaque année passer quelques semaines dans ces villes d'eaux ?

Pour combler cette lacune, le rapport de M. le professeur Grancher doit spécifier que *la crainte de la contagion ne doit pas empêcher les malades de se rendre dans les villes d'eaux fréquentées par des phtisiques parce qu'il n'y a aucune raison pour que la contagion soit plus imminente là qu'ailleurs, et*

*parce qu'au contraire, les cures, par ces eaux
employées dans le traitement de la phtisie, sont le
meilleur préventif contre la contagion.*

Il est urgent que ces vérités soient proclamées en
haut lieu. Et ce n'est que justice que ceux qui ont une
autorité suffisante pour imposer à toute la population des mesures prophylactiques contre ces fléaux,
emploient leur autorité à faire connaître les limites
de ces mêmes mesures.

Les villes d'eaux qui souffrent de ces idées mal
comprises et mal interprétées par leur clientèle,
attendent avec impatience qu'on dissipe cette con-
fusion, d'autant plus que les intéressés n'ont pas
attendu aujourd'hui, pour appliquer, dans la mesure
du possible, les moyens de désinfection prescrits
par les commissions sanitaires. Et si ces moyens
préconisés par des hommes compétents sont réellement efficaces, les risques de contagion sont infiniment
moindres dans les villes d'eaux que partout ailleurs ;
les chambres et appartements de nos hôtels qui
abritent des malades avérés, sont désinfectés, tandis
que nombre d'hôtels de nos grandes, de nos petites
villes, et même n'importe quelle maison particulière,
ne le sont jamais. Il y a plus de bacilles de Koch
dans les plus somptueux appartements et dans les
plus grands hôtels que dans toutes les chambres
réunies des Eaux-Bonnes.

Un sujet prédisposé à la tuberculose trouvera
partout assez de bacilles pour le contagionner ; mais
un séjour dans une ville d'eaux n'expose pas à un
plus grand danger *que le contact de tuberculeux en
n'importe quelle circonstance de la vie ;* voilà la
vérité qu'il faut proclamer.

2.

CHAPITRE II

LES PROMENADES.

Étant donnée l'importance qu'a prise l'aérothérapie en ces dernières années dans le traitement des maladies respiratoires, il n'est pas inutile de s'arrêter à une courte description des nombreuses et magnifiques promenades qui font des Eaux-Bonnes une station qui n'a rien à envier aux plus privilégiées.

Elles sont, en effet, un facteur thérapeutique d'une importance majeure, un véritable outil entre les mains du médecin qui doit en faire profiter chacun de ses malades suivant l'état des forces de celui-ci, et qui doit doser la promenade comme on dose l'eau minérale et comme on dose un médicament.

Tracer le lieu, la durée de la marche, l'exposition du terrain, son insolation, son hygrométrie sont autant d'indications différentes qui ont une très grande importance.

Grâce à la variété des promenades, la station des Eaux-Bonnes est véritablement privilégiée, car il y en a ici non seulement pour tous les goûts, mais pour toutes les indications hygiéniques et thérapeutiques. Ces promenades sont :

1° Le Jardin Darralde ;

2° La Promenade Horizontale ;

3° La Promenade Gramont ;
4° La Promenade Jacquemenot ;
5° La Promenade l'Impératrice ;
6° La Promenade Eynard et les Annexes ;
7° Pleyss et la route de Cauterets ;
8° La Route d'Aas avec retour par Assouste ;
9° Les Routes de Laruns ;
10° La Gorge de la Sourde ou Coume d'Aas
11° La Route d'Argelès, etc., etc.

Le Jardin Darralde.

Il occupe le centre de la station et presque toutes les habitations d'Eaux-Bonnes sont construites autour de ce jardin qui a une forme ovalaire et dont la contenance est d'environ un hectare.

Il est planté de beaux arbres très élancés.

On peut y séjourner toute la journée et même très tard le soir, malgré le préjugé qui en défend l'accès aux malades après le dîner.

Je proteste contre ce préjugé et pour *les malades entraînés à la cure d'air*, les ombrages du Jardin Darralde sont par le beau temps absolument sans inconvénient.

Le grand défaut du Jardin Darralde est d'être divisé en deux parties : l'une dans laquelle les chaises sont parquées et trop les unes sur les autres ; et l'autre, la plus grande, qui en est totatement dépourvue ; c'est là une erreur de l'administration, qui a l'inconvénient de grouper le public en un point donné, alors que les chaises devraient se trouver espacées sur toute la longueur du jardin.

Le prétexte invoqué est de mettre les étrangers à

l'écart de la population indigène. Un simple arrêté du maire serait plus efficace que les barrières de mauvais goût qui ont la vaine prétention d'établir cette ligne de démarcation.

Un autre inconvénient plus grave encore est le sable qu'on fait venir à grands frais du bord de la mer et qui recouvre le sol du fameux rond-point réservé aux chaises. Ce sable invite à cracher et on voit d'ici le danger qu'il cause pour les promeneurs, qui le remuent avec leurs pieds, leurs cannes et le bout de leurs ombrelles et pour les enfants qui jouent avec.

J'ai déjà protesté avec d'autres de mes confrères contre cet inconvénient : on n'a tenu aucun compte de nos observations.

Mais on est ainsi fait en France, en général et dans les villes d'eaux en particulier, qu'on préfère ne pas parler du danger, et on croit faire assez en cherchant à dissimuler ses fautes sous un silence prolongé. Telle l'autruche qui se croit à l'abri du danger en se cachant la tête sous une pierre.

Je préfère combattre à visage découvert, voir et faire voir le danger là où il est, pour qu'on y apporte remède.

Le jour où le Jardin Darralde *tout entier* sera ouvert au public des baigneurs et où le sable sera remplacé par des allées pavées ou bituminées, ou simplement par un béton comme celui des rues, ce sera un parc très confortable et très agréable.

Une description des autres promenades m'entraînerait beaucoup trop loin. Qu'il me suffise de dire :

1° Qu'elles forment autour des Eaux-Bonnes un admirable réseau d'un ensemble de plus de vingt kilomètres;

2° Toutes ces promenades sont garnies de bancs de bois placés de distance en distance et de quelques kiosques abris ;

3° Que la municipalité fait placer sur ces promenades, et les louent pour une somme modique dés abris solaires fermant à clef, garnis à l'intérieur de chaises et de fauteuils ;

4° Parmi ces promenades, les unes sont percées en pleine forêt avec des échappées sur des paysages riants et grandioses ;

5° Beaucoup peuvent être parcourues en voitures, alors que les autres, les plus rapprochées, sont exclusivement réservées aux piétons ou aux fauteuils roulants traînés par des ânes ;

6° Toutes sont suffisamment entretenues pour leur destination.

En outre de ces promenades accessibles aux malades il y' a une foule d'excursions et de curiosités naturelles, telles que cols, plateaux, cascades, qui sont le but d'excursions à pied ou en voiture. Je ne citerai que les plus célèbres :

Les plateaux de Gourette, de Bouye, du Gourzy, de Bious-Artigues, près de Gabas; les cols d'Aubisque, du Benou ; les cascades des Eaux-Bonnes, de Discoo, du Gros Hêtre, du Serpent, de Larressec, etc.

Les malades peuvent, sur l'avis de leur médecin, faire la plupart de ces excursions en s'entourant de toutes les précautions nécessitées par leur état de santé.

CHAPITRE III

LES ÉTABLISSEMENTS THERMAUX.

Les établissements thermaux sont au nombre de
deux, car j'omets à dessein *l'établissement des bains
de santé*, très mal aménagé et complètement délaissé
avec juste raison par l'ancienne société fermière,
et dans lequel il y a quelques salles de bain d'eau
ordinaire, que les baigneurs feront bien de délaisser
complètement, si l'administration actuelle réserve
comme l'ancienne quelques-unes des salles du grand
établissement pour l'usage de ces bains de propreté.
Il y a là non pas seulement une question d'économie
mais une question de santé.

Je ne parle pas non plus du pavillon de la source
froide, qui ne mérite pas le nom d'établissement ther-
mal puisqu'il n'abrite que la seule buvette de la
source froide, source sulfureuse qui a ses indications
très précises comme nous le verrons plus loin.

Les deux établissements thermaux sont le Grand
Établissement ou *Grands Thermes* et l'établissement
d'Ortig ou Néo-Thermes.

I. — Le grand Établissement ou Grands Thermes.

Cet établissement dont l'architecture est quelconque est bien aménagé dans son ensemble ; il se com-

pose, outre les appartements de l'administration:

1° D'une grande salle qui donne accès à la buvette de la Source Vieille ; à gauche, en entrant, une jolie salle de lecture ; plus loin, et à côté de la buvette de la Source Vieille, la salle des gargarismes avec stalles de marbre pour chaque gargarisoir.

Cette salle est très convenablement installée, quoiqu'on en dise, et ne pèche que par un éclairage insuffisant.

2° Dans le fond, la buvette de la Source Vieille, avec son double robinet qui puise directement dans le griffon l'eau qui fait la juste célébrité d'Eaux-Bonnes. Nous reparlerons dans un instant du captage de cette source qui est parfait.

A droite de la salle des Pas-Perdus, la salle de bains de luxe, ancienne salle de bains de l'impératrice Eugénie, et la galerie de l'impératrice comprenant plusieurs salles de bain ayant une alimentation particulière. Nous y reviendrons également plus tard.

3° Perpendiculairement à la salle des Pas-Perdus la galerie Pidoux, dans laquelle donnent: 1° derrière le cabinet de lecture une très belle salle de douches pharyngiennes ; 2° derrière la salle de gargarisme, une autre galerie de salles de bains.

Dans le fond, un couloir vitré, donnant accès sur un escalier et conduisant aux petites salles des douches nasales.

Perpendiculairement à ce couloir, la galerie dite des Arquebusades, vaste promenoir couvert, s'ouvrant sur le square de l'établissement, et conduisant à la Promenade Eynard.

Dans cette galerie s'ouvrent les salles de bains de pieds pour dames, plusieurs salles de bains sulfureux et d'eau ordinaire, la salle des douches générales et la salle des bains de pieds pour messieurs. — Dans le fond, des water-closets pour les dames.

Derrière l'établissement, et dans le sous-sol, les machines pour chauffer les bains et douches; les salles d'embouteillage et magasins. Revenons en détail sur chacune des parties constituantes de l'établissement.

1° *La Source Vieille et sa buvette.*

La Source Vieille émerge au pied d'un rocher ; son griffon est capté au moyen d'un empactement en maçonnerie dans lequel l'eau s'élève et pénètre dans les tuyaux qui n'ont pas plus d'un mètre jusqu'au double robinet, dont le calibre est calculé pour le débit total du griffon. De sorte que quand les robinets sont ouverts tout le débit s'écoule; quand ils sont fermés l'eau s'écoule, soit dans le robinet de l'embouteillage situé dans une salle voisine, soit dans un vaste réservoir destiné aux bains, soit dans le réservoir destiné aux douches pharyngiennes et nasales. — L'eau de la buvette de la Source Vieille n'est donc jamais en contact avec l'air, et sa température est sensiblement la même au robinet et au griffon. Le débit de la Source Vieille est de six litres à la minute.

Nous étudierons plus loin les caractères physiques, chimiques et physiologiques de la Source Vieille dont les autres sources ne diffèrent guère que par la thermalité, sauf les sources Froide et d'Orteig. Voici d'ailleurs un tableau tiré du rapport du service des mines sur le captage des sources sulfureuses des établissements thermaux d'Eaux-Bonnes.

	Température.	Débit.
Source d'En-Bas	29°,6	15 litres en 2 m., 40 s
— Supérieure	15°,8	15 — en 9 m. 1/2
— Inférieure	26°,4	15 — en 3 m. 1/2
— Nouvelle	28°,1 .	2 — en 32 s.
— Du Promenoir	26°,7	15 — en 4 m.
— de 1867	18°,1	1 litre en 1 m., 40 s.
— Vieille	32°,75	6 litres en 1 m.
— Froide	14°	3 — en 1 m.
— d'Orteig	24°	3 — en 1 m.

Les six premières de ces sources coulent comme la Source Vieille dans le grand établissement ; elles servent au service des bains, des bains de pieds et des douches ; la buvette, les gargarismes, les douches pharyngiennes et nasales sont *alimentées exclusivement* par la Source Vieille comme nous l'avons déjà dit.

La Source Froide alimente une buvette située dans un pavillon isolé construit sur son griffon et le trop-plein est amené par une canalisation spéciale, dans les réservoirs des bains et douches.

La Source d'Orteig alimente l'établissement dont nous parlerons plus loin.

Disons que l'ensemble des sources du grand établissement suffit à donner par jour, en outre de la Source Vieille, 250 grands bains, une centaine de douches générales, 1000 douches pharyngiennes et 1000 bains de pieds.

2° *Salle des gargarismes.*

Située à côté de la buvette de la Source Vieille elle renferme une vingtaine de stalles de marbre, pourvues d'une cuvette à eau courante dans laquelle le malade rejette l'eau dont il s'est servi pour se gargariser et qu'il est allé demander à la buvette.

3° *Salle des douches pharyngiennes*.

C'est une belle et vaste salle fort bien éclairée et aérée, dans laquelle sur des tables de marbre est fixé un appareil qui permet de prendre une douche pulvérisée soit à la palette, soit au tamis. L'eau de ces douches pharyngiennes provient de la Source Vieille, amenée d'abord dans un réservoir hermétiquement clos où elle est réchauffée par un thermo-siphon, maintenue à la température de 45 degrés et à une *pression constante* (au moyen d'un réglage automatique) de cinq atmosphères.

L'eau arrive par conséquent aux appareils à une température et à une pression régulières.

Avec certains appareils : cylindres, cornets (dont j'ai fait construire différents types qu'on peut demander à l'établissement) on peut faire du humage avec l'eau vaporisée.

4° *Salles des douches nasales*.

Ces salles se trouvent près de la galerie des machines : l'eau vient également de la Source Vieille ; elle est très ingénieusement amenée dans un siphon d'où elle arrive dans les appareils dont on peut régler à volonté le débit et la pression pour chacun.

5° *Salles de douches*.

Elle est d'installation récente avec hydro-mélangeurs qui permettent de donner instantanément la douche à la *pression et à la température voulues*.

Douches à la lance, douches en pluie, serpentins, douche-torrent à eau minérale chaude ou froide, et eau ordinaire.

Des salles de bains s'ouvrent directement sur la salle de douches ; un cabinet de massage avec lit de repos est à côté des cabinets vestiaires. La salle est très belle et très grande, mais elle a *besoin d'être chauffée*, de même que la salle de massage.

6° *Salles de bains.*

Très suffisantes : une cabine de luxe avec salon et deux ou trois autres salles très confortables. — Toutes les baignoires sont en marbre et l'eau est réchauffée au moyen d'hydro-mélangeurs à vapeur d'eau à 120 degrés ; le linge est chauffé dans une étuve spéciale dans la galerie des machines. — En tout, une vingtaine de cabines.

7° *Salles de bains de pieds.*

Une pour les dames et une pour les messieurs. — Stalles séparées — Deux modes de bains de pieds : bains chauffés par le moyen des hydro-mélangeurs ; les autres par de l'eau chauffée séparément et mélangée à l'eau sulfureuse.

8° *Promenoirs.*

C'est la salle Pidoux et la salle des Arquebusades qui servent de promenoirs couverts ; il y a aussi un promenoir, genre terrasse, planté d'arbres, et la

promenade Eynard à l'extrémité nord, et de plein-
pied avec la salle des Arquebusades.

9° *Hygiène de l'établissement.*

Murs peints à la bengaline ou à l'huile ; pas d'autres
meubles que des banquettes recouvertes de moleskine,
ou des sièges cannés ; mosaïque ou bitume. — Tout est
lavé avec solutions de chlorure de zinc étendues.

Deux crachoirs à eau courante dans la première
salle, et crachoirs avec solutions de liquides antiseptiques disséminés dans l'établissement. Aération per-
manente.

II. — Établissement d'Orteig.

Cet établissement est bâti sur le bord même du
Valentin ; et a le défaut d'être peu ensoleillé et hu-
mide ; il est alimenté par la Source d'Orteig d'une sulfuration un peu différente des sources du grand
établissement.

Il se compose d'un grand vestibule, et de chaque
côté, des salles de bains aménagées pour les douches
vaginales ; il y a aussi une cabine pour douche ascen-
dantes. Au sous-sol, buvette et une salle de douches
avec cabinets de repos et de massage.

Ici les bains sont chauffés par mélange d'eau minérale directement chauffée dans une chaudière avec
l'eau minérale non chauffée. — Il y a un hydro-mélan-
geur pour les douches.

Ici aussi il faudrait chauffer les salles de douches et
de repos.

Pavillon de la Source Froide.

Nous avons déjà dit que le pavillon de la Source Froide abritait simplement la source de même nom, dont le surcroît de débit était amené dans les bassins d'alimentation des bains du grand établissement.

CHAPITRE IV

PROPRIÉTÉS PHYSIQUES ET CHIMIQUES DES EAUX-BONNES.

Prise au griffon, l'eau d'Eaux-Bonnes est limpide, incolore et onctueuse au toucher ; elle dégage une odeur d'œufs cuits, mais cette odeur est beaucoup moins désagréable et moins prononcée que celle des sources *sulfureuses accidentelles* de Cambo, d'Enghien, d'Aix-en-Savoie, lesquelles sont dites *sulfureuses accidentelles* parce que leur sulfuration provient non pas de *principes minéraux* puisés au centre de la terre, mais bien de matières végétales en décomposition, à la surface ou près de la surface de la terre.

L'eau des Eaux-Bonnes renferme de l'azote dont des bulles, de volume variable, se dégagent sans cesse aux griffons.

Le goût de l'Eau-Bonne rappelle celui du petit-lait et n'est nullement désagréable.

L'analyse chimique des Eaux-Bonnes a été faite un grand nombre de fois par Bazen, Venel, Monet, Pagès, Montaut, Pommier, Ossian Henry, et plus récemment par Lefort, Wilm, Filhol, Garrigou, etc.

Ces deux derniers ont fait leur analyse aux sources mêmes et sont arrivés à des résultats sensiblement les mêmes, quoique différant sur des questions de détails. Ils y ont trouvé du sulfure de sodium et de calcium qui donnent à l'Eau-Bonne sa note dominante.

On trouve aussi dans les Eaux-Bonnes : la *Sulfuraire*, sorte de conferve de la famille des algues ou des cryptogames de Linné ; c'est une substance filamenteuse, tomenteuse, blanchâtre qui flotte quelques instants dans le liquide et se dépose au fond du vase. Peut-être — mais c'est là une simple hypothèse aujourd'hui — apprendra-t-on un jour que ces algues jouent un rôle dans l'action des Eaux-Bonnes ?

En tous cas cette sulfuraire, en subissant dans l'eau transportée une décomposition, dégage de l'acide sulfhydrique. C'est la présence de cet acide sulfhydrique, extrêmement volatil d'ailleurs, qui donne aux eaux transportées leur odeur plus désagréable que celle qu'elles ont à la source. Cette odeur disparaît rapidement une fois la bouteille débouchée et il ne reste plus que celle produite par les principes minéraux beaucoup plus fixes, qui continuent à conserver à l'Eau-Bonne transportée la plus grande partie de ses propriétés bienfaisantes.

Voici le résultat de l'analyse de M. Filhol.

Pour un litre d'Eau-Bonne (Source Vieille) M. Filhol donne les résultats suivants :

	Grammes
Sulfure de sodium	0.0210
— de calcium	(traces).
Chlorure de sodium	0.2640
Silicate de soude	0.0310
Sulfate de soude	(traces).
— de magnésie	(traces).
— de chaux	0.1750
A reporter	0.4910

Report.........	0.4910
Silice..	0.0320
Matière organique...........................	0.0480
Borate de soude.....................(traces).	
Iode................................(traces).	
Fer.................................(traces).	
Phosphate...........................(traces).	
Fluor...............................(traces).	
Total...............	0.5710

Cette première analyse met en relief plusieurs points importants à noter : d'abord la présence dans cette eau du sulfure de calcium, qui, d'après Filhol, proviendrait de la décomposition du sulfate de chaux sous l'influence de la matière organique fort abondante dans l'Eau-Bonne ; en second lieu, la supériorité quantitative du chlorure de sodium sur les autres sources sulfureuses des Pyrénées. D'après Ossian Henry, l'Eau-Bonne contient par litre 0,3423 de chlorure de sodium.

De son côté, le Dr Garrigou délaissant les errements suivis jusqu'à ce jour par ses devanciers, au lieu d'opérer sur de petites quantités d'eau minérale, 1 litre par exemple, a opéré sur 1 mètre cube d'eau. Ce nouveau procédé analytique a fourni à son inventeur des résultats chimiques absolument inattendus et qui ont naturellement trouvé des incrédules. On se rappelle la polémique, plus irritante qu'utile à la science, qui s'en suivit.

Je me bornerai donc à relater purement et simplement l'analyse de M. Garrigou.

D'après ce chimiste 1 mètre cube d'eau de la Source Vieille contiendrait les principes minéralisateurs suivants :

	Litres.
Soufre à l'état sulfhydrique et formant........	0.0017
Un sulfhydrate de sulfure de calcium..........	0.0025
Soufre à l'état d'hyposulfite...	0.0002
— à l'état de monosulfuralisation...	0.0012
— de bisulfure-alcalin....................	0.0066
Soufre total par la sulfhydrométrie...........	0.92008
— par la pesée directe...... ....!.. .	0.0012
Acide carbonique.............................	0.0027
— sulfurique............................·...	0.1087
— salicique.............................	0.0471
— phosphorique.........................	0.0005
— nitrique.......... .... (quantité).	
— borique.............................	0.0015
Chlore..........	1.1067
Iode............................	0.0007
Sodium......	0.1295
Potassium	0.0063
Lithium...............................	0.0086
Cœsium................. (traces douteuses).	
Rubidium............................ (traces).	
Ammoniaque	0.0003
Calcium.........	0.0297
Strontium .... (traces sensibles).	
Baryum................ .... (traces sensibles).	
Magnésium................................	0.00026
Alumine....	0.00002
Glucine......... .... (traces douteuses).	
Fer...............................	0.0002
Manganèse........... ...:................	0.0001
Nickel................................(traces).	
Cobalt........................... (traces).	
Zinc.........................:...............	0.0003
Cuivre.......................	0.0002
Plomb.....................................	0.0002
Bismuth.................... (traces faibles).	
Antimoine......................... (traces).	
Étain........................... (traces).	
Arsenic................................	0.0001
Nature organique dialysable.................	0.01576
— non dialysable............	0.01431
Eau d'hydratation de sels et oxygène uni aux métaux et perte........................ ...	0.07865
Total.......	2.48588

3.

Analyse des gaz dégagés au griffon par litre de gaz :

Azote..	996.5
Acide carbonique.............................	3.5
— sulfhydrique.................. (traces).	

Analyse du dépôt de la chaudière du bain :

Silice, étain, plomb..........................	19.73 0/0
Oxyde de fer et alumine......................	1.11
— de cuivre.........................	54.33
— de nickel................... (traces).	
— de cobalt.................. (traces).	
— de zinc...........................	0.58
Arsenic, antimoine, bismuth (traces sensibles).	
Soufre...	17.00
Sortes de matières organiques,..............	1.00
Total...............	93.75

On voit que ces analyses diffèrent sensiblement entre elles ; il ne faut pas trop demander à la chimie et nous dirons en fin de compte avec le Dr Patissier : « Les éléments constitutifs d'une eau minérale agissent mêlés, combinés, tels, que la nature les a réunis ; et de leur action réciproque doit nécessairement résulter une action médicatrice différente de celle que chacun possède individuellement.

Cependant, comme M. Garrigou montre dans son analyse que les Eaux-Bonnes renferment une grande variété de métaux il ne me semble pas inutile de mettre sous les yeux des lecteurs un article que je consacrais à ce sujet dans le journal *Eaux-Bonnes, Eaux Chaudes*, en janvier 1899, à l'occasion d'une très intéressante communication de mon distingué confrère, le Dr Marcellin Cazaux, à la Société d'hydrologie.

Des éléments actifs des Eaux-Bonnes.

La clinique a reconnu depuis longtemps l'efficacité des Eaux-Bonnes dans le traitement des maladies des voies respiratoires. L'action de ces eaux est un de ces faits démontrés par l'expérience, un axiome médical que pas un médecin ne met en doute, et qui même est passé dans le domaine public : on sait qu'elles sont le véritable spécifique des affections des muqueuses du nez, de la gorge, du larynx, de la trachée, des bronches et des alvéoles pulmonaires.

Rhinites, végétations adénoïdes, angines, laryngites, bronchites, tuberculose pulmonaire même, etc., sont heureusement influencées par les Eaux-Bonnes. Les anémiques, les neurasthéniques, les victimes de l'influenza viennent en foule aux Eaux-Bonnes, boivent de l'Eau-Bonne chez eux, se gargarisent, font des inhalations, des pulvérisations avec les Eaux-Bonnes et guérissent sous son action énergique.

L'action énergique et puissante des eaux sulfureuses d'Eaux-Bonnes est hors de pair avec toutes les autres eaux sulfureuses ; et les eaux similaires, celles mêmes qui renferment des quantités de soufre bien supérieures à celles contenues dans les Eaux-Bonnes, sont loin d'avoir l'action guérissante et cicatrisante des Eaux-Bonnes.

Comment expliquer cette action énergique ? C'est là un de ces problèmes dont la solution a exercé, exerce et exercera encore bien longtemps la sagacité des médecins et qui met la chimie en défaut et les chimistes sur les dents.

L'action médicamenteuse et thérapeutique des Eaux-Bonnes est préparée par la nature, et les secrets de son codex ne sont pas ouverts à la perspicacité humaine.

L'élaboration de ces eaux se fait à des profondeurs que n'ont pas encore sondées les hommes ; les éléments constitutifs qui entrent dans leur composition y sont soumis dans les entrailles de la terre à des décompositions, à des recompositions et à des pressions, dont nos cornues et nos appareils ne nous donnent probablement pas la moindre idée. Les Eaux-Bonnes renferment peut-être des éléments actifs et curateurs qui nous sont inconnus et que, par ce seul fait, il nous est impossible de découvrir; ou même ceux que nous connaissons échappent-ils par suite de leur dissolution, de leurs combinaisons à tous nos procédés d'investigation.

Bien malin celui qui pourrait répondre à tous ces points d'interrogation.

Cependant il n'est pas défendu de chercher des hypothèses.

Et même parmi les éléments constitutifs que la chimie découvre dans les Eaux-Bonnes, il en est beaucoup dont l'action nous est connue en partie.

Celle du soufre que nous pourrions connaître par comparaison avec les préparations sulfureuses des laboratoires semble posséder ici une action très supérieure. — Est-ce parce que le soufre s'y présente avec des différences atomiques que nous ignorons, ou est-ce parce qu'il est intimement combiné avec d'autres éléments? — En un mot, pourrait-on obtenir un médicament aussi énergique que les Eaux-Bonnes en préparant une solution dans laquelle entreraient tous les éléments qu'on trouve dans les Eaux-Bonnes? Que sais-je? aurait dit Montaigne.

Il est vrai qu'il est dans les Eaux-Bonnes des éléments organiques comme les sulfuraires et la Barégine que la chimie est impuissante à reproduire. Et qui peut idre, aujourd'hui qu'on commence à percer à jour l'activité des infiniment petits et des ferments, que tout le secret de l'action thérapeutique des Eaux-Bonnes ne rentre pas dans cette flore hydrologique et vivante?

Les Eaux-Bonnes sont riches en métalloïdes et en métaux. Le professeur Garrigou a attiré l'attention des médecins et des chimistes sur cette richesse des sources des Eaux-Bonnes à la suite d'analyses consciencieuses qui lui ont fait voir que ces métaux étaient intimement combinés, que leur nombre et leur quantité n'étaient pas des éléments négligeables, et que c'était peut-être de ce côté qu'il faudrait à l'avenir rechercher les explications de l'action si énergique, si tonique, si miraculeuse même des Eaux-Bonnes.

Notre distingué et laborieux confrère le Dr Marcellin Cazaux vient de reprendre cette question à la Société d'Hydrologie et a provoqué une intéressante discussion à une des récentes séances de cette Société.

Le Dr Frœnken, chimiste biologue, très connu et dont les connaissances en chimie hydrominérale sont très étendues, s'est rangé à l'avis de notre érudit confrère et la question est à l'ordre du jour des séances de la Société d'Hydrologie.

Il en sortira certainement quelque chose.

En attendant la lumière qui, comme du temps de Pierre Le Grand, ne vient plus seulement du Nord, mais de tous les points cardinaux à la fois, on ne peut expliquer l'action des Eaux-Bonnes que par l'énoncé de cette vieille formule hydrologique : « Les eaux minérales agissent par l'ensemble de leurs éléments combinés. » Et, à ce point de vue, les Eaux-Bonnes défient toute concurrence par la multiplicité et par la qualité des éléments qui entrent dans leur composition.

CHAPITRE V

ACTION PHYSIOLOGIQUE ET INDICATION
DES EAUX-BONNES.

La chimie ne peut nous donner la clef de l'action des Eaux-Bonnes; c'est donc à la clinique seule que nous devrons nous adresser pour avoir l'explication de leur valeur thérapeutique. C'est elle qui nous montrera comment agissent ces eaux en boisson, en pulvérisations, en bains, en douches et en pédiluves.

Nous allons donc passer rapidement en revue l'action des Eaux-Bonnes *prises à l'intérieur*, et les effets de ces mêmes eaux appliquées en usage externe sur les muqueuses et sur la peau.

1° Eaux-Bonnes prises en boisson.

A doses élevées ces eaux sont excitantes; elles agissent d'une façon générale sur la circulation en accélérant les battements du cœur, en élevant la tension artérielle; elles surexcitent l'appétit et les fonctions digestives; elles sont diurétiques et constipantes. En même temps elles ont une action élective sur le poumon en s'éliminant par cet organe sous forme d'hydrogène sulfuré; de plus, elles ont une action anticatarrhale très marquée et modifient très rapi-

dement l'expectoration broncho-pulmonaire ; et, suivant l'expression de Borden, elles sont *béchiques* parce
qu'elles exercent vraisemblablement une action
sédative sur le pneumogastrique.

Ce sont là des faits d'observation. Pour les expliquer
on a émis un certain nombre d'hypothèses, que je crois
plus sage de ne pas rappeler et de ne pas développer,
car je veux m'en tenir à l'observation pure et
simple.

La thérapeutique en a tiré les conclusions suivantes :
c'est qu'elles étaient indiquées en boisson dans toutes
les affections broncho-pulmonaires catarrhales, et
aussi contre les maladies chroniques des portes
d'entrées du système broncho-pulmonaire.

Étant donné le caractère excitant de ces eaux il est
urgent de les doser suivant le caractère d'irritabilité
de chaque malade à qui on les prescrit, pour ne pas
dépasser le but qu'on se propose. Il faut *tonifier*, mais
non pas *exciter*, c'est entendu.

2° Action des Eaux-Bonnes en applications ex-ternes sur les muqueuses naso-pharyn-giennes.

Ces eaux ont une action détersive en même temps
qu'elles excitent la vitalité des muqueuses ; c'est ce
qui s'observe pour le pharynx et les amygdales quand
on prescrit des douches pharyngiennes. La muqueuse
qui tapisse ces organes malades, prend au bout de
quelques jours une couleur d'un rouge vif qui indique
une recrudescence de la vitalité de cette muqueuse.
Alors les éléments lymphoïdes sont résorbés, les
amygdales reprennent leur volume normal et les gra-

nulations de la gorge s'effacent assez rapidement.

Les douches nasales agissent de même sur la muqueuse des cornets et sur le cavum pharyngien ; d'où l'indication des Eaux-Bonnes administrées sous cette forme dans les maladies chroniques des cornets, et même contre les végétations adénoïdes et certaines formes de surdité liées au développement hypertrophique du tissu lymphoïde, si abondant dans la région supérieure du pharynx.

3° Action des douches générales et grands bains d'Eaux-Bonnes.

Les bains et douches agissent comme toniques généraux en stimulant les fonctions de la peau, et cela à des degrés divers, suivant la température et la durée de ces bains. Le professeur Hardy les conseillait contre les eczémas secs et torpides. Il ne faut pas oublier non plus que la première utilisation des Eaux-Bonnes a été faite contre les plaies atoniques provenant de blessures d'armes à feu, ce qui leur a valu l'ancienne dénomination d'eaux d'Arquebusades. Les bains d'Eaux-Bonnes sont encore un excellent remède contre les plaies à caractères ulcéreux et torpides, qui bourgeonnent rapidement sous leur action.

4° Action des bains de pieds sulfureux.

Les bains de pieds sulfureux sont très employés aux Eaux-Bonnes comme *dérivatifs* à la température de 45 à 48°, et ils rendent de grands services contre les formes congestives de la tuberculose pulmonaire.

5° **Actions spéciales de la Source d'Orteig et de la Source Froide.**

1° L'*Eau de la Source d'Orteig* diffère légèrement par sa sulfuration des autres sources ; elle renferme davantage de sulfure de calcium et se rapproche ainsi des eaux de Saint-Sauveur. En boissons elle est moins excitante que l'eau de la Source Vieille ; moins excitante également en bains. Aussi on peut la prescrire chez les éréthiques à doses plus élevées, et utiliser ses propriétés sédatives en prescrivant aux nerveux, aux anémiques et aux chlorotiques les bains et douches de l'établissement d'Orteig.

Enfin, la clinique démontre que l'eau d'Orteig a une action décongestionnante des plus marquées sur la muqueuse du vagin et du col de l'utérus ; on l'emploie dans le traitement des métrites chroniques du col, en irrigations et bains locaux.

2° L'*Eau de la Source Froide* a une sulfuration totale moitié moindre que celle de la Source Vieille ; de plus, elle possède des propriétés digestives et diurétiques très évidentes. On a coutume de la prescrire aux malades dont l'estomac et l'intestin ont besoin d'être stimulés. Mais je lui dénie toute espèce d'efficacité contre les conjonctivites et blépharites que lui attribue la tradition populaire.

De tout ce qui précède on peut conclure que le traitement des Eaux-Bonnes se résume dans la boisson qui est la pierre angulaire du traitement des affections broncho-pulmonaires. Les autres procédés thérapeutiques jouent un rôle secondaire et ne sont

que des adjuvants très utiles. La puissance médicatrice
des Eaux-Bonnes ressórt de cette constatation qu'elle
n'a point besoin de s'aider de procédés compliqués
ni de pratiques hydrothérapiques perturbatrices.

Je ne parle pas de la posologie des Eaux-Bonnes
qui ne se prête pas trop à des règles générales, les
doses variant de quelques grammes à un litre par
jour suivant la maladie et surtout suivant le sujet en
traitement. Je dirai seulement que comme tous les
médicaments actifs, les Eaux-Bonnes doivent *être
dosées en toute connaissance de cause*. C'est une
arme puissante qui ne doit pas être maniée par tout
le monde, une arme de précision qui ne doit être
confiée qu'à des mains expérimentées.

CHAPITRE VI

INDICATIONS THÉRAPEUTIQUES DES EAUX-BONNES ET CONTRE-INDICATIONS.

Les Eaux-Bonnes sont un village du département des Basses-Pyrénées ; elles sont situées par le 43ᵉ degré de latitude et à une altitude de 750 mètres environ sur le flanc septentrional des Pyrénées, au-dessus de la vallée d'Ossau, une des plus riches et des plus belles de toute la chaîne pyrénéenne.

De ce double fait que les Eaux-Bonnes sont situées dans le midi de la France et à une altitude moyenne, elles jouissent, pendant l'été, d'une température des plus agréables, la lumière y est éclatante, le ciel d'un bleu remarquablement pur ; la chaleur du soleil est corrigée par la fraîcheur qu'apportent les neiges qui couvrent constamment les hauts sommets voisins sur les contreforts desquels elles sont bâties. Ces massifs lui forment une ceinture qui les met complètement à l'abri des chaudes haleines du vent du Sud et des vents violents du Nord, de l'Est et de l'Ouest. *Il n'y a jamais de vent* aux Eaux-Bonnes, ce qui fait que le climat est absolument sédatif. L'air est constamment renouvelé par les courants alternativement ascendants et descendants ; de plus, les vastes forêts, le voisinage des neiges et des gaves aux eaux bondissantes y

maintiennent une atmosphère suffisamment hygrométrique, tandis que la pente, la perméabilité du terrain,
assurent suffisamment l'écoulement des eaux pluviales
et s'opposent à leur stagnation.

Les hôtels qui sont hermétiquement clos pendant près
de huit mois de l'année n'offrent aucune trace d'humidité ainsi qu'en témoignent l'intégrité des papiers et
tentures.

La station est drainée par des égouts qui sont
balayés par des eaux extrêmement abondantes ; cette
abondance, jointe à leur rapidité, fait de ces égouts
des modèles qu'on ne saurait presque nulle part
imiter.

Les eaux potables sont d'une pureté remarquable
et d'une abondance inépuisable. Ajoutez à cela les
promenades les plus belles et les plus variées qu'il
soit possible d'imaginer et vous comprendrez qu'il
suffit de peu de chose pour faire, de ce pays privilégié,
un véritable sanatorium dans le sens absolu du mot,
c'est-à-dire un *lieu de santé*.

Aussi beaucoup de personnes faibles· et débiles y
viennent chaque année faire une cure d'air, et cela
avec d'autant plus de raison qu'à côté de la cure d'air
on peut y faire de l'hydrothérapie et une cure d'une
eau minérale unique au monde.

Il est prouvé qu'à une altitude de huit cents mètres
les germes morbides n'existent plus dans l'air et que
ceux qu'on y transporte ne s'y développent que très
mal et perdent la plus grande partie de leur virulence ;
aussi les maladies infectieuses et contagieuses sont-
elles tout à fait exceptionnelles aux Eaux-Bonnes.

Et cependant, malgré l'altitude de la station, malgré
l'épaisse ceinture de forêts qui entoure cette station et

lui forme le meilleur rideau contre les germes et les miasmes de toute nature, l'administration a cru devoir prendre les mesures les plus énergiques pour assainir la ville et désinfecter les objets mobiliers, la literie, les appartements, etc. Un système de désinfection modèle fonctionne en permanence, comme nous l'avons dit. Les établissements thermaux sont admirablement tenus et installés très confortablement; ils sont pourvus de crachoirs à eau courante et possèdent déjà un outillage très perfectionné pour les différents procédés balnéaires en usage dans les stations thermales.

La ville et la plupart des hôtels sont pourvus de la lumière électrique qui a l'avantage d'éclairer d'une façon plus hygiénique, et le service de la voirie est fait avec le plus grand soin dans les rues et sur les promenades.

En résumé, dans un cadre admirable, les Eaux-Bonnes possèdent des eaux qui n'ont pas d'égales et le D*r* Pidoux, membre de l'Académie de médecine, médecin distingué des hôpitaux de Paris, pouvait écrire, dans un ouvrage auquel la Faculté de médecine de Paris a décerné le prix de dix mille francs fondé par le docteur Lacaze et destiné au meilleur ouvrage sur la Phtisie, « que ces eaux possèdent une *profondeur d'action* qu'on ne peut demander à aucun autre médicament, à aucune autre eau minérale. »

Toutes les maladies des *voies respiratoires* sont tributaires des Eaux-Bonnes, depuis les maladies de la muqueuse nasale, située à l'entrée de l'appareil de la respiration, jusqu'à la phtisie pulmonaire qui s'attaque aux dernières ramifications du poumon et qui est une maladie microbienne et contagieuse, c'est vrai, mais qui est l'aboutissant de toutes les déchéances organiques les plus irrémédiables.

Donc, du côté du nez et de l'arrière-cavité des fosses nasales, nous voyons les rhinites simples, les rhinites sèches, les rhinites catarrhales, les rhinites scléreuses, les rhinites hypertrophiques, l'ozène ou punaisie, les végétations adénoïdes rétro-nasales et les rhinites granuleuses; toutes ces maladies, fréquentes dans l'enfance et aussi à tous les âges de la vie, et qui peuvent avoir les conséquences les plus graves sur la santé en modifiant et en gênant l'ordre des fonctions de la respiration, sont très rapidement améliorées et guéries par l'usage des Eaux-Bonnes prises en boisson, en irrigations nasales et en bains, c'est-à-dire d'une façon locale et d'une façon générale. Ces eaux sont les *amies* des muqueuses qu'elles transforment et auxquelles elles redonnent la vitalité quand elles l'ont perdue. Viennent ensuite les maladies de la gorge proprement dites ou du pharynx, lequel est tapissé par une muqueuse qui est la continuation de celle du nez et l'origine à la fois de celle de l'œsophage, de celle de l'*oreille interne* et de celle du larynx, cette dernière se continuant avec celle de la trachée-artère, puis des bronches et enfin du poumon lui-même.

Les *maladies du pharynx* sont les pharyngites ou maux de gorge, les maux de gorge persistants et fréquents. Ici nous avons encore toute une série de pharyngites qui comprennent également les amygdalites.

Combien d'enfants dont les amygdales hypertrophiées, c'est-à-dire volumineuses, s'enflamment à la moindre cause, grossissent de plus en plus et finissent par gêner la déglutition et la respiration ! La seule ressource du médecin est le plus souvent d'extirper ces amygdales pour éviter des accidents graves. Cette extirpation est douloureuse et dangereuse parce qu'elle expose à des hémorrhagies très difficiles à arrêter : l'usage des Eaux-Bonnes fait diminuer le volume des amygdales.

Les granulations de la gorge, qui constituent une maladie extrêmement tenace qui a souvent pour effet d'altérer la voix et d'en imposer pour une laryngite, sont aussi rapidement guéries aux Eaux-Bonnes, lesquelles sont, en quelque sorte, le médicament *spécifique* de cette affection si commune chez les arthritiques et les herpétiques.

Les granulations de la gorge ne retentissent pas seulement sur la voix, très souvent aussi elles occasionnent la *surdité* en s'étendant sur l'orifice de la trompe d'Eustache ou conduit interne de l'oreille : cette surdité disparaît rapidement sous l'influence du traitement par l'eau d'Eaux-Bonnes alors que tous les autres traitements les plus énergiques avaient échoué jusque-là.

Les Eaux-Bonnes guérissent les laryngites, car elles modifient la muqueuse laryngienne malade, et parce qu'elles donnent aussi aux cordes vocales la tonicité qui leur fait défaut. Les Eaux-Bonnes sont les eaux par excellence de tous ceux qui font un usage excessif de la voix ; et chaque année des chanteurs, des artistes, des professeurs, des avocats, des prédicateurs, des orateurs de toute nature, des instituteurs, viennent en grand nombre retremper dans les eaux sulfureuses de Bonnes leurs organes vocaux fatigués.

Si nous étudions maintenant l'action de l'eau sulfureuse d'Eaux-Bonnes sur les maladies des bronches, nous voyons les mêmes résultats.

L'eau d'Eaux-Bonnes devrait se trouver dans tous les foyers, car il n'y a pas de meilleur remède contre les rhumes des enfants, des jeunes gens, des adultes et des vieillards que quelques cuillerées d'Eaux-Bonnes prises dans un peu de lait chaud ou d'infusion de fleurs pectorales chaude et sucrée avec un sirop quelconque. « Ces eaux, disait Bordeu, sont béchiques, c'est-à-dire qu'elles calment la toux, *mûrissent* les rhumes et en abrègent la durée et par-dessus tout, elles les empêchent de traîner en longueur, et coupent, dans leur racine, ces tousseries interminables qui, chez les jeunes gens, dégénèrent si rapidement en *maladies de poitrine* et chez les vieillards en *catarrhe*. »

C'est le moment de parler ici des effets préventifs des Eaux-Bonnes contre la phtisie pulmonaire.

La phtisie ou tuberculose pulmonaire est bien, il est vrai, une maladie infectieuse et contagieuse, c'est-à-dire une maladie due à un microbe particulier, le *bacille de Koch*, qui envahit et détruit le poumon : *pas de bacilles, pas de poitrinaires*. Mais si on réfléchit bien, le bacille est partout, nous le respirons sans cesse et cependant tout le monde ne devient pas tuberculeux. C'est donc que, pour le devenir, il faut une prédisposition spéciale ou tout au moins se trouver à un moment donné dans des conditions spéciales qu'on appelle l'*état de réceptivité*.

Quels sont ceux qui sont en état de réceptivité :

Ce sont : 1° ceux qui l'ont reçu par hérédité, c'est-à-dire les descendants directs ou indirects de tuberculeux et aussi de goutteux, d'arthritiques, de scrofuleux, etc., à un degré avancé ; 2° ceux que des maladies antérieures, des fatigues excessives, la misère, ont affaiblis ; ceux qui vivent dans des atmosphères viciées et confinées, tous ceux, en un mot, qui pour une cause ou pour une autre sont en état de déchéance ; tous ceux-là s'enrhument d'abord facilement, puis les rhumes s'enchevêtrent les uns dans les autres et le bacille de la tuberculose finit par envahir leurs bronches et détruire leurs poumons.

Eh ! bien, tous ceux-là devraient, à titre préventif, boire de l'Eaux-Bonnes faire des saisons à Eaux-Bonnes et la plupart d'entre eux échapperaient à la terrible maladie qui les guette.

Les eaux sulfureuses d'Eaux-Bonnes ont, en effet, une action reconstituante sur l'organisme tout entier, et de plus une action des plus marquées et indiscutable sur les muqueuses broncho-pulmonaires qu'elles rendent pour ainsi dire invulnérables. Cette action élective du soufre sur le poumon a été mise en évidence par le grand savant Claude Bernard, qui a montré qu'à la suite de l'administration d'un lavement sulfureux, au bout de quelques minutes, un papier d'argent placé devant la bouche du sujet en expérience, noircissait par suite de la formation d'un sulfure d'argent ; le soufre expiré avec l'air qui s'exhale des poumons attaquant l'argent.

Depuis cette époque, le docteur Bergeon, de la Faculté de Lyon, a institué une méthode de traitement basée sur ce même principe de l'élimination du soufre par la muqueuse broncho-pulmonaire, et toute l'École lyonnaise a soigné et soigne encore les maladies de poitrine en administrant des lavements gazeux composés avec de l'acide carbonique qu'on fait barboter dans de l'Eau-Bonne.

Enfin ce qui démontre mieux encore l'action directe et énergique de l'Eau-Bonne sur l'appareil respiratoire, c'est que les vétérinaires envoient chaque année des chevaux poussifs boire des eaux sulfureuses dans les stations thermales et obtiennent d'excellents résultats. Ces résultats sont obtenus aux Eaux-Bonnes par l'emploi de doses deux fois moindres que celles qu'on administre à Cauterets, qui possède les eaux sulfureuses qui se rapprochent le plus de celles d'Eaux-Bonnes.

Tous les rhumes donc peuvent et doivent être traités par les Eaux-Bonnes, aussi bien les rhumes simples que les rhumes plus longs et plus répétés, de même les bronchites. Quant aux fluxions de poitrine, aux pneumonies, aux pleurésies, lorsque ces maladies laissent, après elles, ce qui est trop fréquent, des traces appréciables, c'est aussi les Eaux-Bonnes qui seront la seule ressource efficace pour couper ces queues interminables de la maladie.

L'emphysème pulmonaire, cette maladie si fréquente et qui n'est autre chose que la *pousse* des chevaux dont nous venons de parler, et qui a une tendance toujours envahissante qui favorise l'éclosion des rhumes et des bronchites et que chaque rhume et chaque bronchite aggravent de telle sorte que c'est là un cercle vicieux qui fait que l'emphysémateux devient rapidement un infirme qui ne peut plus monter le moindre escalier ou gravir la pente la plus douce, et que guettent les complications mortelles du côté du cœur, est sûrement enrayé par l'usage des Eaux-Bonnes.

L'asthme, cette étrange maladie qui nous guette dès l'enfance souvent, dès la fleur de l'âge en tout cas et qui fait de toute une existence un long martyre, n'a pas de meilleur remède que les Eaux-Bonnes.

Le *catarrhe*, qui n'est autre chose qu'une bronchite chronique avec dilatation des bronches et caractérisé par une toux continuelle avec expectoration intarissable, si fréquent chez les vieillards dont il rend les dernières années si misérables et qui résiste à toutes les médications connues, au point qu'on le considère comme une maladie incurable, est *toujours* amélioré et guérit le *plus souvent* par l'usage des Eaux-Bonnes.

Enfin et en attendant qu'on ait découvert un sérum inespéré et impatiemment attendu pour lutter contre la tuberculose pulmonaire, combattre et détruire le terrible bacille de Koch, les Eaux-Bonnes sont encore ce que l'on a trouvé de mieux jusqu'à présent et Pidoux a écrit dans son livre, couronné par la Faculté de médecine, sur la phtisie, « que le monde est plein de phtisiques guéris par les Eaux-Bonnes ».

Les Eaux-Bonnes agissent de trois manières contre la tuberculose pulmonaire : 1° comme tonique général par leur action stimulante sur l'organisme tout entier en excitant les fonctions neuro-musculaires et la circulation générale ; 2° comme tonique pulmonaire ainsi que nous venons de le voir ; les Eaux-Bonnes sont le quinquina du poumon comme la digitale est le quinquina du cœur ; 3° comme antiseptique vis-à-vis du bacille de Koch.

Ce dernier point mérite de nous arrêter un instant et nécessite quelques développements.

Il est démontré aujourd'hui et notamment par de très belles et très ingénieuses expériences faites par le Dr Niepce, d'Allevard, que l'hydrogène sulfuré est l'antiseptique par excellence à opposer au bacille de Koch, bien supérieur dans ce cas particulier au bichlorure de mercure ou sublimé corrosif qui, dans tous les autres cas, vient en première ligne comme microbicide. Or le soufre qu'on absorbe avec les Eaux-Bonnes s'élimine par le poumon qu'il traverse de dedans en dehors sous forme d'hydrogène sulfuré. Or, il est clair, que tous les bacilles de Koch, qui se trouveront en contact avec cet hydrogène sulfuré, seront détruits. Mais — il y a un mais — le bacille de Koch dans le poumon passe par trois phases successives; dans deux de ces phases il est bien détruit, mais dans l'une d'elles, la plus longue, il est à l'abri de tous les antiseptiques. Dans une première phase, en effet, le bacille *envahit*; il est à nu, il est à découvert; dans la seconde phase, il a pénétré dans les *cellules lymphoïdes* englobées elles-mêmes dans un mucus impénétrable qui forme, au bacille, un rempart à l'abri duquel il poursuit son œuvre de destruction. Et pendant cette phase il y a une lutte mortelle entre la cellule lymphoïde et le bacille, lutte dans laquelle la cellule est quelquefois victorieuse et détruit le bacille, c'est ce qu'on appelle *la phagocytose*, mais dans laquelle le bacille peut aussi être vainqueur; il détruit la cellule lymphoïde et redevient libre jusqu'à ce qu'il ait pénétré une nouvelle cellule. Donc pendant sa marche envahissante, ou à la suite de la victoire, voilà deux phases pendant lesquelles le bacille est à découvert et pendant lesquelles l'hydrogène sulfuré peut agir contre lui.

On peut conclure de ces faits que, d'une part, le bacille a à lutter contre deux ennemis : la cellule lymphoïde et l'Eau-Bonne qui se prêtent un mutuel appui, d'autant plus que les Eaux-Bonnes exaltent le pouvoir phagocytaire des cellules lymphoïdes. Donc aussi, nécessité de continuer d'une façon ininterrompue et sans se décourager l'usage de l'Eau-Bonne, car les bacilles de Koch sont légion et leurs évolutions successives ne se font pas simultanément et il est nécessaire, cela se comprend, que chaque bacille, au sortir d'une cellule lymphoïde, soit détruit par l'eau sulfureuse. C'est ce qu'on n'a pas encore compris malheureusement aujourd'hui encore et c'est pourquoi on échoue encore assez souvent dans le traitement de durée trop courte qu'on entreprend contre la tuberculose pulmonaire par l'eau d'Eaux-Bonnes.

Beaucoup de médecins sont persuadés aussi que le traitement trop longtemps continué par les Eaux-Bonnes ne serait pas sans inconvénient. On craint de congestionner le poumon, car les Eaux-Bonnes ont la réputation (très méritée, j'en conviens), d'être très fortes, trop fortes même et de porter à la poitrine. La mariée est trop belle peut-être ?

J'ai prouvé par de nombreuses observations que rien n'était plus facile que d'éviter ces congestions si redoutables : il suffit de surveiller attentivement les malades et d'administrer de temps à autre, au moment opportun, un purgatif, drastique de préférence, qui joue le rôle de soupape de sûreté, et rétablit rapidement l'équilibre circulatoire menacé.

Ce sont, non seulement les maladies des voies respiratoires qui sont justiciables des Eaux-Bonnes, mais aussi tous les états maladifs, toutes les débilités, constitutionnelles ou accidentelles.

Les enfants lymphatiques trouvent dans l'air et

4.

dans l'eau des Eaux-Bonnes administrées à l'intérieur et en bains et douches un remède souverain et se transforment en rien de temps.

Les convalescents voient rapidement revenir leurs forces ; il en est de même pour ceux ou celles qui ont subi des opérations graves.

La neurasthénie, cette maladie devenue si fréquente de nos jours et par cette vie à outrance qui est la caractéristique de notre époque, trouve dans les climats d'altitude moyenne et par le traitement sulfureux la véritable médication qui lui convient ; de même, le surmenage intellectuel et physique est très avantageusement amélioré par le climat sédatif des Eaux-Bonnes.

L'*anémie* elle-même, pour laquelle le fer et l'arsenic échouent si souvent, qui est aggravée lorsqu'elle est compliquée, ce qui est très fréquent, d'un état nerveux spécial, se guérit ici très rapidement parce qu'elle trouve la double indication d'un climat sédatif et d'une eau reconstituante.

Enfin les Eaux-Bonnes n'ont rien perdu de leur ancienne valeur dans le traitement des plaies et blessures qui leur ont valu jadis le nom d'*eaux d'Arquebusades*, et si les théories microbiennes ont détrôné tout ce qui ne rentre pas dans la pratique méthodique de l'antisepsie et de l'asepsie, il n'en est pas moins certain que, dans les plaies *atoniques* et *ulcéreuses*, ces eaux rendent encore aujourd'hui de signalés services.

Les eaux de la Source d'Orteig ont été employées dans le traitement de certaines *métrites* et les résultats obtenus sont très encourageants : bien des opérations dont la chirurgie est si prodigue aujourd'hui, quand il s'agit des maladies de la femme, pourraient être évitées et remplacées par leur emploi judicieux, absolument comme j'ai prouvé, qu'on pouvait, pour les enfants, éviter le plus souvent toute intervention sanglante, soit pour la guérison des amygdales hypertrophiées, soit dans le cas de végétations adénoïdes pharyngo-nasales.

J'en aurai terminé avec les indications des Eaux-Bonnes quand j'aurai dit que leur emploi et surtout celui de la Source Froide peut rendre les plus grands services dans le traitement des affections atoniques des voies digestives.

Et cependant je ne prétends pas que les Eaux-Bonnes soient une panacée universelle qui guérit toutes les maladies. Non. Mais elles sont souveraines dans *toutes* les affections qui intéressent les muqueuses des voies respiratoires, lorsque ces affections ne sont pas cancéreuses ou qu'elles ne revêtent pas un caractère suraigu, c'est-à-dire qu'elles ne sont pas accompagnées d'une forte fièvre continue ; et dans les maladies de presque toutes les muqueuses accessibles à leur contact direct, et toutes les fois, enfin, que l'organisme déprimé, par une cause accidentelle ou constitutionnelle, a besoin d'un stimulus énergique, d'un coup de fouet pour le remettre dans son état normal.

Les autre contre-indications à la cure d'Eaux-Bonnes, sont les anévrismes de l'aorte, les aortites et toutes les affections cardiaques mal compensées ; les laryngites tuberculeuses avec ulcération, et les tuberculoses intestinales ; le rhumatisme aigu, de même que toutes les poussées inflammatoires articulaires, actuelles ou récentes ; enfin l'artério-sclérose, et les néphrites.

CHAPITRE VII

Je reviens sur la tuberculose aux Eaux-Bonnes, car le traitement de cette maladie a de tout temps été la spécialisation des Eaux-Bonnes. Je me contenterai, sans entrer dans de plus grandes explications de donner l'article suivant publié l'an dernier par moi dans « la Gazette médicale du Centre » en le faisant précéder d'un extrait d'un autre article du même journal, dans lequel je donnais la statistique des quarante-deux premiers malades traités au sanatorium de Meung-sur-Loire que je dirige pendant l'hiver.

Statistique de quarante-deux cas de tuberculose au sanatorium de Meung-sur-Loire.

On sait aujourd'hui que, suivant le mot du professeur Grancher, la tuberculose est *curable à tous les degrés* et qu'elle est la *plus curable* de toutes les maladies chroniques.

Cette affirmation de l'éminent maître rencontre encore bien des sceptiques parmi les médecins qui, lorsqu'on leur montre un tuberculeux guéri, commencent le plus souvent à vous rire au nez, et croient que vous voulez abuser de leur candeur naïve, ou que vous avez fait antérieurement une erreur de diagnostic et que vous avez tout simplement enfoncé une porte ouverte. Vous avez beau vous mettre en frais d'éloquence pour leur expliquer que le malade présentait à la percussion et à l'auscultation tous les signes classiques de l'induration, de l'hépatisation, du ramollissement ou de la caverne ; vous avez beau leur affirmer que ce même malade a eu des crachements de sang, des hémoptysies, de l'expectoration nummulaire, muco-purulente, qu'il avait eu de la fièvre, des sueurs nocturnes, de la diarrhée, qu'il avait à un moment donné maigri d'effrayante façon ; que le microscope vous avait permis de constater que ses crachats étaient remplis de bacilles et étaient parsemés d'un véritable réseau de fibres élastiques : vous perdez absolument votre temps et vous en êtes pour vos frais d'éloquence ; vous ne changerez rien à leur conviction absolue qu'un véritable tuberculeux peut bien subir une amélioration passagère, que son état général peut, à un moment donné, se relever provisoirement mais que les lésions poursuivent leur marche envahissante, que la tuberculose poursuit quand même son œuvre mortelle jusqu'à l'échéance fatale et plus ou moins rapprochée.

Cette fin de non-recevoir, opposée à l'opinion de ceux qui ont vu *guérir* des tuberculeux, n'est pas pour nous décourager et toutes les fois que nous en trouverons l'occasion, nous chercherons à mettre le nez de ces confrères incrédules dans leurs dénégations, et nous nous efforcerons de leur faire toucher du doigt la vérité.

Pour notre part, nous avons fait jadis, à l'hôpital Laënnec sous la direction de notre regretté maître Hanot, puis plus tard à l'hospice des Incurables d'Ivry dans le service du Dr Gombault et dans celui des Drs Blum et Félizet, nombre d'autopsies de vieillards, morts de maladies très différentes, ou tout simplement de vieillesse, qui nous ont permis de toucher du doigt des cavernes cicatrisées fibreuses ou crétacées, des enkystements, de gros noyaux pulmonaires encapsulés dans une plèvre adhérente et épaissie, qui indiquaient d'une façon indéniable l'arrêt définitif et ancien d'une tuberculose pulmonaire enrayée dans son évolution.

Si la tuberculose pulmonaire a guéri chez tant de sujets ayant appartenu à une classe miséreuse de la société, malgré une hygiène certainement déplorable, et l'absence de tous soins, pourquoi ne guérirait-elle pas plus souvent encore chez ceux qui peuvent se donner tout le confort de l'existence, et se soigner d'une façon régulière et sérieuse ?

Il est vrai que les tuberculeux entassent obstacles sur obstacles à leur guérison, et que les médecins ne les aident guère à se débarrasser de ces obstacles quand ils ne contribuent pas à les accumuler sous les pas de leurs clients sous forme d'un dévergondage de médicaments et de médications, et d'une absence complète de méthode dans le traitement.

Sous prétexte que quelques médicaments ont leur emploi justifié et indiqué dans certaines formes ou contre quelques symptômes de la tuberculose pulmonaire on en gorge les malades jusqu'à ce que leur estomac et leurs fonctions digestives soient irrémédiablement compromis.

Or, les fonctions digestives du phtisique sont une arche sainte qu'on doit respecter ; l'alimentation est en effet l'ultime ressource contre la tuberculose. Le tube digestif est le Capitole de l'organisme, il ne faut pas amoindrir sa force ; aussi l'emploi des médications les plus recommandables doit-il être parcimonieusement mesuré.

Depuis bientôt dix ans, je soigne à peu près exclusivement des tuberculeux ; comme tous les médecins, j'ai essayé de tous les médicaments, j'ai suivi attentivement le résultat de toutes les médications ; celles qui m'ont réussi d'une façon incontestable sont : *la médication par les Eaux-Bonnes et le régime hygiéno-diététique du Sanatorium.*

Il est difficile d'établir une statistique pour les Eaux-Bonnes où j'ai soigné environ trois cents tuberculeux ; ces malades suspendaient leur traitement pendant la plus grande partie de l'année ; quelques-uns ne faisaient qu'une saison : la traditionnelle saison de vingt et un *jours*. Eh bien malgré cela beaucoup ont guéri ou du moins ont subi une amélioration leur permettant de reprendre ou de continuer leurs occupations. Quelques-uns consentent à séjourner aux Eaux-Bonnes deux et même trois mois ; ceux-là, trop peu nombreux ont obtenu un résultat remarquable.

Je me propose prochainement de publier ma statistique intégrale des tuberculeux traités aux Eaux-Bonnes et on verra que cette statistique est fort intéressante ; que beaucoup de tuberculeux y ont retrouvé la vie; et que la légende des hémoptysies causées par les eaux sulfureuses des Eaux-Bonnes n'est qu'une légénde. Les hémoptysies ne sont pas plus fréquentes aux Eaux-Bonnes qu'ailleurs, et beaucoup de tuberculeux ayant eu des hémoptysies antérieures n'en ont pas eu pendant leur traitement aux Eaux-Bonnes bien que je prescrive l'eau à des doses très élevées.

Statistique des résultats obtenus dans la cure de la tuberculose pulmonaire pendant huit années de pratique aux Eaux-Bonnes.

Après avoir exposé à mes confrères la statistique des cas de tuberculose traités au sanatorium de Meung pendant un an et demi, je crois utile de résumer aussi fidèlement que possible les résultats obtenus sur les tuberculeux que j'ai soignés aux Eaux-Bonnes pendant huit années.

MM. Richet et Héricourt ont démontré *expérimentalement* que *toutes les médications*, à des degrés divers, imprègnent les cellules organiques et rendent celles-ci plus résistantes à l'action nécrobiotique ou toxique du bacille de Koch.

Il est utile d'étudier parallèlement les *résultats cliniques* obtenus par l'administration d'une des plus utiles médications employées contre la tuberculose pulmonaire.

En thérapeutique, les choses vont vite, et la tuberculose surtout use vite les médicaments chimiques ou naturels essayés contre elle. Rares sont les médications antituberculeuses qui ont résisté au contrôle du temps : les Eaux-Bonnes cependant ont résisté, et en dépit des théories et de la mode, elles ont su garder, pour qui veut voir les choses de près, une action d'une efficacité incontestable.

Certes elles brillent peut-être d'un éclat moins vif au Livre d'or des stations thermales ; l'ombre projetée sur elles par des stations rivales peut momentanément atténuer leur rayonnement, mais les Eaux-Bonnes n'en conservent pas moins « cette profondeur d'action » que, selon l'expression classique de Pidoux, on ne peut demander à aucun médicament, à aucune autre eau minérale.

On peut dire aujourd'hui en comparant les effets obtenus par l'usage des Eaux-Bonnes avec ceux indiqués par MM. Richet et Héricourt, que les principes minéraux des Eaux-Bonnes imprègnent profondément les cellules et principalement les cellules pulmonaires et qu'elles augmentent dans des proportions inouies la résistance de ces cellules vis-à-vis du virus tuberculeux.

Les observations expérimentales ont une valeur que personne ne songe à nier aujourd'hui, et nous voudrions pouvoir exposer les résultats d'expériences de laboratoire faites avec les Eaux-Bonnes ; il serait très intéressant en effet de savoir en combien de temps succomberait un lapin tuberculisé, et préalablement et simultanément traité par des injections sous-cutanées d'Eaux-Bonnes.

Mais je ne surprendrai personne en disant à des praticiens qu'il est peu loisible à un praticien de se livrer à des expériences de ce genre et je me contenterai de leur soumettre le bilan de ma pratique de huit années.

Ce bilan est du reste assez difficile à établir, il porte en effet après élimination des cas douteux sur 282 cas de tuberculose confirmée. Mais on comprendra combien il est malaisé d'établir la part absolue qui revient pour chaque cas au traitement par les Eaux-Bonnes ; il faudrait pour cela relever une rapide et brève observation de chaque malade, ce qui nous entraînerait beaucoup trop loin.

On peut bien classer les malades par catégories, et

les faire rentrer dans le 1er, dans le 2e et dans le 3e degré d'évolution de la maladie et en faire un tableau résumé composant le degré à l'arrivée pour la première fois aux Eaux-Bonnes, avec l'état actuel.

Ce tableau ne peut que donner une idée incomplète de l'effet produit par le traitement, car parmi ces malades, les uns se contentaient de faire une courte saison aux Eaux-Bonnes, la traditionnelle saison de vingt et un jours, agrémentant et compromettant leur cure par des promenades et des excursions fatigantes et par une hygiène déplorable; les autres, au contraire, poursuivaient une cure de longue haleine, menant une vie hygiénique et se soignant comme doit se soigner un tuberculeux qui veut guérir.

Aussi j'ai dans ma statistique des malades arrivés pour la première fois aux Eaux-Bonnes porteurs de cavernes qui vivent encore à l'heure actuelle ayant repris leurs occupations et qu'on peut considérer comme des tuberculeux guéris, ayant besoin de grands ménagements, car leur organisme a reçu un assaut formidable qui laisse des traces indélébiles.

J'ai vu, au contraire, des tuberculeux localement peu atteints ayant été améliorés après une cure d'Eaux-Bonnes faite dans de mauvaises conditions hygiéniques, revenir plus malades l'été suivant: toujours ils avouaient eux-mêmes n'avoir pris aucune précaution pendant l'hiver et avoir commis d'irréparables imprudences.

Il est donc impossible dans ces conditions de comparer les effets obtenus par la cure des Eaux-Bonnes; les Eaux-Bonnes ne jouant dans bien des cas qu'un rôle tout à fait accessoire dans le traitement des tuberculeux.

Je me contenterai cependant d'exposer une statistique complète des malades en les classant en tuberculeux du 1er, du 2e et du 3e degré et en montrant ce qu'ils sont devenus par la suite.

Puis je choisirai un certain nombre d'observations intéressantes cherchant à en dégager l'action qui revient aux Eaux-Bonnes dans l'évolution de la maladie : je ferai tous mes efforts pour être aussi impartial et aussi démonstratif que possible.

Je ferai remarquer que tous ces malades appartiennent à la classe aisée de la société, mais que cependant les uns sont des jeunes gens, les autres des personnes d'âge mûr, d'autres presque des vieillards et même des vieillards. Beaucoup de ces malades n'avaient pas d'occupations fatigantes, ou avaient pu cesser toute espèce d'occupation ; d'autres, au contraire, étaient obligés de continuer la lutte pour la vie en dehors de leurs saisons d'eaux : toutes conditions essentiellement différentes pour entreprendre la lutte contre la tuberculose, et dont il est impossible de ne pas tenir compte dans une statistique qui s'efforce d'être complète et concluante.

Ceci bien compris, je cite des chiffres.

Sur 282 tuberculeux, j'en ai perdu de vue à l'heure actuelle : 63.

Reste donc 219 malades que j'ai pu suivre pendant une période de leur maladie variant de un à huit ans et plus. Sur ces 219 malades, 34 ont succombé.

Il en reste donc actuellement 185 vivants.

Sur les 63 malades que j'ai perdus de vue, beaucoup allaient mieux, quelques-uns plus mal, à l'époque où j'ai perdu leur trace ; nous n'en parlerons pas.

Quant aux 34 malades qui ont succombé, 14 sont

venus pour la première fois aux Eaux-Bonnes porteurs de cavernes unilatérales avec lésions diverses de l'autre côté, et dans un état de cachexie assez avancé, 18 étaient porteurs de foyers de ramollissement, un seul était arrivé avec simplement un peu d'induration du sommet droit et la tuberculose a évolué en *trois ans* : la troisième année on entendait du râle cavernuleux des deux côtés et il a succombé à la cachexie peu après la saison d'Eaux-Bonnes écourtée, d'ailleurs, sur mon avis.

Enfin un autre malade, arrivé aux Eaux-Bonnes, et chez qui je ne trouvais qu'une légère induration du sommet, a succombé au bout des quelques jours de séjour, et pour ainsi dire sans avoir bu d'eau, à la rupture d'un anévrisme de l'aorte, préalablement diagnostiqué.

Les 185 tuberculeux que je suis depuis plusieurs années se répartissent de la façon suivante: 9 sont arrivés porteurs de lésions du 3ᵉ degré : caverne localisée à un sommet, et bon état général relatif ; 78 étaient atteints au 2ᵒ degré, foyers de ramollissement d'étendue variable, et les 98 autres étaient des malades simplement atteints d'induration ou d'hépatisation des sommets, mais franchement tuberculeux.

Sur les 9 porteurs de cavernes actuellement vivants : quatre peuvent être considérés comme guéris et ont repris leurs occupations, les uns depuis cinq ans, les autres depuis trois, deux et un an et vivent à peu près de la vie commune, les cinq autres sont des valétudinaires pour qui la vie est très supportable.

Les 78 malades du 2ᵉ degré, à l'exception de 11 que l'on peut considérer aujourd'hui comme complètement guéris, sont en voie d'amélioration sérieuse ou en voie d'amélioration relative.

Quant aux 98 malades porteurs à leur arrivée de lésions du 1er degré, 16 sont aujourd'hui des malades du 2e degré, 30 sont restés stationnaires ou se sont légèrement améliorés et 52 sont guéris, quelques-uns complètement et les autres relativement, mais ont pu reprendre leurs occupations habituelles.

Tel est le résumé de l'évolution de la maladie chez les 249 tuberculeux que je suis à l'heure actuelle et qui sont passés par les Eaux-Bonnes.

Parmi ceux-ci, je le répète, un certain nombre suivent ou ont suivi pendant toute l'année un régime de vie spécial, buvant chez eux ou dans des stations d'hiver de l'Eau-Bonne transportée ou continuant à se faire soigner suivant des méthodes différentes. Tous sont d'accord pour constater que depuis qu'ils viennent aux Eaux-Bonnes ils *s'enrhument* beaucoup moins fréquemment, ce qu'on peut traduire en disant que leur tuberculose est enrayée dans son évolution, ou tout au moins que les poussées inflammatoires et envahissantes ont cessé ou ont diminué.

En général, quand un tuberculeux arrive aux Eaux-Bonnes et au bout de quelques jours de traitement, la toux diminue ainsi que l'expectoration qui devient plus facile, l'appétit se relève et les forces reviennent plus ou moins vite.

A l'auscultation, on observe un retour très rapide de la perméabilité pulmonaire dans les parties des poumons hépatisés ; on entend bientôt des râles à grosses bulles dans les régions préalablement obscures ; ces râles disparaissent assez vite et le murmure vésiculaire devient rapidement perceptible. De même dans les régions qui sont le siège de pneumonies ou de broncho-pneumonies chroniques, les râles crépitants se transforment en râles humides à grosses bulles, l'expectoration, d'abord difficile, devient plus fluide et par conséquent plus facile et vite moins abondante. Chez les malades atteints de poussées de bronchite catarrhale, le catarrhe disparaît; ces changements sont surtout très sensibles chez les malades porteurs de cavernes.

Le gargouillement caractéristique des cavernes disparaît en général assez vite pour être remplacé par un souffle sec qui, dans certains cas, diminue et finit par disparaître pour être remplacé par un silence complet.

Veut-on des exemples de tuberculeux chez lesquels la maladie a évolué en sens différents ?

Ire OBSERVATION. — Le malade était arrivé porteur d'un foyer de ramollissement à la base droite, d'un foyer d'hépatisation du sommet droit, et de quelques signes d'induration du sommet gauche.

Il s'agit de M. B... jeune homme de vingt-deux ans, taille moyenne, père mort bacillaire, enfant unique, *très gâté* par la mère qui ne le quitte guère.

A l'arrivée, température axillaire : le matin 37° à 37°,5, le soir 39° à 39°,5 ; nous sommes en 93. Le malade fait une saison de trente-cinq jours.

Au bout de huit jours la fièvre a presque disparu, 37°,6 à 37°,8 le soir ; au-dessous de 37° le matin.

Le malade est mis à un quart de verre matin et soir et amené progressivement à deux verres et demi par jour. — Bains de pieds sulfureux. — Le traitement est très bien supporté. — L'appétit à peu près nul à l'arrivée devient excellent. — Mais j'ai de la peine à obtenir du malade qu'il ne fasse pas de grandes promenades et mes avis sont souvent enfreints.

Au départ, le foyer de ramollissement s'est notablement circonscrit; les deux sommets respirent beaucoup mieux : le malade a engraissé en un mois de 4 kilogrammes, et l'état général est excellent.

Le malade rentre à Paris, continue à aller de mieux en mieux jusqu'en février, mais dès le mois de janvier, il a une existence très agitée, passe les nuits au café et, le 5 février, la fièvre reprend brusquement avec point de côté violent à droite; la toux et l'expectoration reparaissent et le malade décline très rapidement.

Il revient en 1894 avec caverne à droite et dans un état de cachexie très avancée ; foyer de ramollissement au sommet du côté gauche, diarrhée, sueurs, température : 38° à 40° ; plus d'appétit.

Je fais faire au malade de la cure d'air et je donne deux bains de pieds sulfureux, par jour, d'un quart d'heure chacun, à la température de 40° à 45°. Je traite par les compresses froides de Priesnitz les points douloureux au niveau de la caverne, puis je prescris des inhalations d'Eaux-Bonnes.

La fièvre baisse et le thermomètre ne dépasse plus 38° le soir. Je prescris l'Eau-Bonne en boisson.

Amélioration rapide, l'appétit revient : le malade a en un mois engraissé de 2 kilogrammes : le gargouillement a disparu au niveau de la caverne et est remplacé par un souffle progressivement diminué; les foyers de ramollissement ont sensiblement diminué d'étendue.

A son retour à Paris, l'amélioration s'est continuée jusqu'en mars; à cette époque, le malade recommence

ses imprudences, part en voyage, fait de la bicyclette.
Nouvelle poussée à laquelle il succombe en mai.

IIᵉ Observation. — Monsieur E. F.... vient aux
Eaux-Bonnes en 1897, vingt et un ans, chétif, ma-
lingre ; père très arthritique, mère coliques de foie
et un frère aîné bien portant. La température monte
le jour à 39°,5, expectoration nummulaire abondante.
Pas d'appétit, ne mange que des œufs et du lait.

Vaste foyer de ramollissement en avant du poumon
droit, un peu d'induration du sommet gauche. Un peu
de rhinite et de laryngite sèches.

Traitement: bains de pieds, boisson de 1 à 2 verres
par jour ; grands bains et douches générales.

Engraisse de 2 kilog. 500 dans six mois. Au départ
le foyer de ramollissement est bien diminué, l'appétit
est excellent, il n'y a plus de fièvre, et l'expectoration
est insignifiante. Le malade part à la campagne. En
mars 1898, poussée de pleurésie à droite.

Le malade a maigri et revient en 1898 aux Eaux-
Bonnes, de nouveau cachectique, fébrile, toussant et
crachant et ne se nourrissant plus ; après un traitement d'un mois amélioration locale et générale très
marquée.

Le malade passe un excellent hiver à la campagne,
prend de l'Eau-Bonne à trois reprises pendant un mois
chaque fois.

Il revient en 1899 aux Eaux-Bonnes, transformé, il
ne tousse plus, ne crache plus, n'a plus de fièvre et
mange avec appétit. Les lésions des sommets ont
complètement disparu ; au niveau du poumon droit,
en arrière, un peu de rudesse et quelques frottements
pleuraux légers.

L'hiver 1899-1900 s'est passé dans les meilleures conditions et le malade m'arrive à peu près guéri : il n'y a plus qu'un peu de diminution de la respiration à la base droite.

J'ai choisi et donné ces deux observations dans lesquelles il s'agit de deux jeunes gens sensiblement malades de la même façon ; tous deux n'ont guère suivi d'autre traitement que celui par les Eaux-Bonnes, mais l'un est raisonnable, ne commet pas d'imprudence et mène une vie de *jeune fille*, l'autre, au contraire, quoique d'une constitution beaucoup plus vigoureuse, *fait la noce* et mène une vie des plus agitées : le premier guérit, le second succombe après des alternatives de mieux *très sensibles à la suite de ses saisons d'Eaux-Bonnes*.

Je dois rapporter aussi les observations suivantes: Dans l'une il s'agit d'un jeune homme tuberculeux au 3ᵉ degré ; caverne très appréciable du sommet droit en 1892 ; vient chaque année aux Eaux-Bonnes, a un bon état général, exerce une profession peu fatigante mais sans autre interruption que celle occasionnée par un séjour d'un mois chaque année aux Eaux-Bonnes, la caverne est aujourd'hui cicatrisée et on ne trouve plus à sa place qu'une zone complètement obscure limitée à la base par une zone large d'emphysème pulmonaire.

L'autre observation a trait à un jeune homme de vingt-six ans venu aux Eaux-Bonnes, il y a trois ans, porteur d'une vaste caverne bien limitée à gauche ; assez fort et peu cachectique mais alcoolique. Il passe un premier mois aux Eaux-Bonnes suivant un traitement assez énergique, il n'a que peu de fièvre et va beaucoup mieux. Au bout d'un mois je suspends tout

5.

traitement, mais le malade se remet à boire de l'absinthe : 6 à 8 verres par jour sans compter les bocks et les petits verres ; l'appétit diminue. Quinze jours après, fièvre, douleur au niveau de la caverne, siège d'un gargouillement intense et fusées de râles dans différentes directions. Le surlendemain, hémoptysie abondante, redoublement de la fièvre et de tous les symptômes locaux et généraux ; deux jours après et de deux en deux jours, hémoptysie abondante ; à la cinquième plus formidable, le malade succombe.

Ceci nous amène à parler des hémoptysies aux Eaux-Bonnes. Faut-il ici incriminer les Eaux-Bonnes ?

Assurément non et voici pourquoi :

Le malade avait eu antérieurement à sa venue aux Eaux-Bonnes *trois hémoptysies abondantes.* Pendant toute la durée de son traitement il mène une vie très raisonnable, rompt avec ses habitudes d'intempérance, s'observe, évite de s'essoufler, se lève tard et se couche tôt, met à peine les pieds au café. ·

Quinze jours après tout traitement par les Eaux-Bonnes, le malade a une hémoptysie, mais depuis quinze jours il s'adonne immodérément à l'absinthe, ne quitte plus le café, y passe les nuits. Puis il ne s'observe plus ; l'alcool l'agite, il gravit les côtes d'un pas rapide, s'essoufflant, commettant imprudences sur imprudences. Un beau soir, il est pris, à la suite d'excès plus violents, d'une pneumonie terrible et chez cet hémoptoïque, il survient une série d'hémoptysies qui le tuent.

Il faut donc incriminer ici le surmenage, les excès chez un alcoolique dont les tuniques artérielles sont dégénérées, graisseuses et athéromateuses malgré le jeune âge.

Durant ces trois dernières années j'ai vu plus de 160 tuberculeux, *je n'ai pas vu une seule hémoptysie :* je l'affirme sur l'honneur.

Et depuis que j'exerce aux Eaux-Bonnes je n'ai eu sur 282 tuberculeux que 21 fois des hémoptysies et seulement chez 17 malades. Sur les 282 malades, plus de 60 avaient eu des hémoptysies antérieures ou en ont eu en dehors des périodes de traitement par les Eaux-Bonnes.

Cette proportion d'hémoptysies est extrêmement faible puisqu'on s'accorde à dire que les hémoptysies apparaissent d'une façon générale, chez *un* phtisique sur *trois*.

J'attribue cette faible proportion d'hémoptysies à une règle de conduite que j'ai déjà préconisée avant d'exercer aux Eaux-Bonnes. J'administre très fréquemment à mes malades tuberculeux des purgatifs et principalement de l'eau-de-vie allemande et je suis convaincu qu'en agissant ainsi je préviens l'hémoptysie au moins 80 fois sur 100.

C'est une question que j'ai déjà traitée dans des journaux scientifiques et sur laquelle je me propose de revenir, car depuis cette époque ma statistique s'est enrichie d'un grand nombre de faits nouveaux.

CONCLUSIONS.

1° Le traitement de la tuberculose par les Eaux-Bonnes a de tout temps donné les meilleurs résultats.

2° Les Eaux-Bonnes sont susceptibles *de guérir* les tuberculeux dans de très fortes proportions ; leur mode d'action est difficile à établir d'une façon expérimentale, mais il est très légitime d'appliquer ici les théories de MM. Richet et Héricourt et de dire: que *les principes minéralisateurs des Eaux-Bonnes saturent les cellules de l'organisme en général, et du poumon en particulier, et augmentent la résistance de ces cellules vis-à-vis de l'action destructive du bacille de Koch.*

3° Le traitement par les Eaux-Bonnes appliqué *conjointement avec les règles d'hygiène diététique*, aujourd'hui acceptées par tous, est le traitement le plus efficace à opposer à la tuberculose pulmonaire.

4° Ce traitement, pour donner son maximum d'efficacité, doit être suivi aux Eaux-Bonnes, même pendant plusieurs semaines et non pas seulement pendant les vingt et un jours traditionnels; et il devra être continué pendant des périodes dont la durée et la fréquence sont à déterminer, pour chaque cas particulier, en dehors de la saison thermale et cela pendant plusieurs années si c'est nécessaire.

Je n'ai pas grand' chose à ajouter aux lignes qui précèdent.

Une nouvelle saison s'est écoulée depuis leur publication. J'ai eu à soigner à nouveau une cinquantaine de malades dont l'histoire se trouve dans cette statistique et ayant subi des améliorations et des aggravations diverses. J'ai vu, en outre, une quarantaine de tuberculeux nouveaux, quelques-uns ayant fait une saison très prolongée et sur cette centaine de tuberculeux à des degrés divers qui ont fait une cure d'Eaux-Bonnes, je n'ai vu que trois hémoptysies en 1900.

1° Un malade ancien qui avait eu au printemps plusieurs hémoptysies assez abondantes a eu quelques crachats rouges avec un peu de fièvre au milieu de sa

période de cure ; il a cessé de boire pendant quarante-
huit heures, et tout est rentré dans l'ordre. Il a continué sa cure un peu plus longtemps et il est parti
notablement amélioré.

2° Un malade venu de Bayonne, avec lésions du
deuxième degré assez étendues, a été pris *en venant
aux Eaux-Bonnes* et en chemin de fer d'une légère
hémoptysie. Je le vois deux ou trois heures après son
arrivée, dans mon cabinet.

Je lui ordonne d'aller prendre le lit immédiatement
en lui disant que je retournerais le voir dans la soirée.
Je le vis au lit à huit heures du soir, il crachait rouge
et avait 39° de température.

Je prescris le lait, quelques aliments froids en re-
commandant de laisser les fenêtres de la chambre
ouvertes.

Au bout de trois jours, le malade est debout d'après
mon avis, et je commence à lui faire boire un quart
de verre d'Eaux-Bonnes.

J'apprends alors que le malade ne tient aucun
compte de mes prescriptions antérieures, qu'il s'est
levé, qu'il est allé régulièrement deux fois par jour à
l'établissement et que chaque fois, il *absorbait un
grand verre d'Eaux-Bonnes*.

Verte réprimande de ma part : je fais voir au malade le danger qu'il avait couru en traitant ainsi par
le plus profond mépris un accident qui aurait pu
avoir des conséquences terribles.

Le malade a continué sa cure dépassant, bien entendu, mes prescriptions et, au bout de quinze jours, il
repartait, certainement beaucoup mieux qu'il n'était
venu et en tous cas sans avoir craché le sang à nouveau.

3° Une jeune fille avec lésion limitée du deuxième degré ayant eu des hémoptysies antérieures, venue avec sa mère (celle-ci ayant eu également des hémoptysies très abondantes et ayant tout un poumon ramolli et ulcéré), a eu au bout d'un mois une légère hémoptysie sans conséquence d'ailleurs.

J'en conclus donc comme l'an dernier que le danger imaginaire des hémoptysies ne doit pas priver les tuberculeux de la médication par les Eaux-Bonnes, et que cette médication *suivie concurremment avec l'emploi sévère de la triple formule : aération, repos et suralimentation* est une arme de premier ordre contre la tuberculose pulmonaire. Aux Eaux-Bonnes, en effet, les tuberculeux sont admirablement placés pour utiliser ce traitement aujourd'hui classique.

CHAPITRE VIII

LE LYMPHATISME ET LES VÉGÉTATIONS ADÉNOÏDES.

Le traitement de la tuberculose ne doit pas seulement être *curatif*, il doit aussi être *prophylactique*. Il doit être appliqué à tous ceux que leurs *antécédents personnels et héréditaires* font classer sans conteste dans la catégorie des *terrains prédisposés* à la tuberculose.

Parmi ceux-ci, il en est toute une variété à laquelle les Eaux-Bonnes sont particulièrement indiquées, ce sont les *lymphatiques*.

Pour compléter ma pensée je vais mettre sous les yeux de mes lecteurs une série d'articles publiés par moi dans le journal *Eaux-Bonnes et Eaux-Chaudes* dans lesquels je développe cette idée.

On remarquera que je partage pleinement l'opinion du Dr Gallois et que je fais rentrer dans le lymphatisme, les végétations adénoïdes et c'est pourquoi je termine en reproduisant un travail communiqué par moi à la Société d'hydrologie sur le « Traitement des végétations adénoïdes par les Eaux-Bonnes ».

Je suis convaincu aussi que la pharyngite granuleuse de même que l'hypertrophie des amygdales sont des manifestations lymphatiques, alors même qu'elles se produisent chez des sujets foncièrement arthritiques.

La nature histologique de ces tissus pathologiques ne plaide-t-elle pas en faveur de cette opinion? Et chez tous les jeunes lymphatiques il y a un *tuberculeux* ou un *arthritique qui sommeille.*

Le lymphatisme aux Eaux-Bonnes.

Il est une légende contre laquelle il est grand temps de réagir et qui est déjà par trop accréditée, c'est que les Eaux-Bonnes conviennent exclusivement aux maladies de poitrine déclarées et avancées. Cette légende a cours non seulement parmi le public, mais aussi parmi le corps médical. Dans toutes les publications portant les indications des différentes stations thermales, les Eaux-Bonnes figurent *exclusivement* ou à peu près à la rubrique : Phtisie. Mais aux mots : Bronchites, Angines, Laryngites, Rhinites, Amygdalites, Lymphatisme, jamais. C'est là une lacune des plus regrettables, car : 1° toutes ces affections trouveraient aux Eaux-Bonnes un amendement et une guérison : d'où privation pour les malades atteints de ces affections, d'une médication sûre et énergique ; et 2° les statistiques des cures d'Eaux-Bonnes portent trop généralement sur des maladies fort graves, souvent désespérées, et sont assombries. Cela se comprend. Beaucoup de tuberculeux nous arrivent, alors qu'ils ont épuisé en vain toutes les autres médications et après avoir perdu un temps précieux, trop souvent irréparable, dans d'autres stations.

Et pourtant en vertu de ce vieil adage que : qui peut le plus peut le moins, les Eaux-Bonnes dont l'action est si profonde et si active contre les lésions tuberculeuses, donnent, dans ces maladies plus bénignes des muqueuses de l'appareil respiratoire et dans cette tare organique qu'est le lymphatisme, des résultats bien supérieurs à ceux obtenus dans nombre de stations qui ont su attirer à elles ces différents états morbides.

Pidoux, dont le nom a brillé à Eaux-Bonnes d'un éclat si vif, a publié sur la phtisie un ouvrage didactique d'un retentissement considérable. Dans cet ouvrage remarquable couronné par l'Académie de médecine, le grand phtisiologue y faisait une large part au traitement de la tuberculose par les Eaux-Bonnes ; il n'en fallut pas davantage pour faire de ces eaux le synonyme de : traitement de la tuberculose pulmonaire, et ce titre effaça tous les autres. Mais ce traité de la phtisie de Pidoux n'est qu'une partie de l'œuvre du Maître, la partie qui absorba l'autre, qui absorba celle dans laquelle il traitait des *cures préventives de la phtisie* par les Eaux-Bonnes, et qui semble oubliée aujourd'hui.

Pour Pidoux, il est bon de le rappeler, la phtisie est une maladie de déchéance, l'aboutissant fatal des états morbides qui finissent par détruire la résistance de l'organisme. Pidoux ne connaissait pas le bacille de Koch, mais il l'avait deviné, il l'avait prédit ; et il décrivait le *terrain* qui lui convenait, et il prouvait que les Eaux-Bonnes étaient le meilleur moyen de rendre ce terrain réfractaire à l'ensemencement des germes.

Eh bien, le lymphatisme est une des conditions qui rendent le terrain favorable à l'éclosion et au développement des germes tuberculeux, il est une étape vers la tuberculose, et les Eaux-Bonnes sont un remède spécifique du lymphatisme.

Le lymphatisme n'est pas une maladie, c'est une diathèse de l'enfance. Le lymphatisme est un état intermédiaire entre la scrofule et la tuberculose d'une part, et entre l'arthritisme et l'état de santé parfaite d'autre part : tout dépend des antécédents héréditaires du lymphatique, des conditions dans lesquelles il se trouve à cette époque ; tout dépend des soins qu'il recevra et qui feront de lui un être chétif et débile, une victime de la tuberculose, ou au contraire, un homme solide et robuste.

Les parents qui ont des enfants lymphatiques, les médecins qui soignent ces enfants ont le devoir de les placer dans des conditions hygiéniques les plus favorables possibles. Les Eaux-Bonnes renferment au plus haut degré ces conditions, parce qu'on y trouve réunis, une station d'altitude, une gorge complètement abritée contre les vents, et entourée d'une épaisse ceinture de forêts, c'est-à-dire un air pur, calme, à la fois fortifiant et sédatif, et une eau qui est un tonique d'une extrême puissance, qui jouit de propriétés indiscutables et incontestées contre les manifestations habituelles du lymphatisme, et d'une action élective sur les muqueuses, siège ordinaire de ces manifestations.

Tous ceux qui viennent aux Eaux-Bonnes et qui savent observer, constatent que les enfants du pays sont solides, vigoureux, souples et agiles : ils respirent la santé. Garçons et filles ont la peau un peu basanée, le teint clair, l'œil brillant, la chevelure soyeuse, ils ont des chairs fermes et des muscles très développés, tous sont plus robustes que les enfants de la plaine élevés comme eux au grand air cependant, mais à un grand air moins vivifiant que celui de la montagne.

. . . .

. . . .

Les lymphatiques doivent donc venir aux Eaux-Bonnes, où ils trouveront d'excellentes conditions hygiéniques, et où les eaux qu'ils emploieront sous différentes formes les mettront pour le présent et pour l'avenir, ici et partout, à l'abri des atteintes de l'universel bacille de Koch et les détourneront, ainsi que nous le verrons, des différentes manifestations du lymphatisme.

Les végétations adénoïdes aux Eaux-Bonnes.

Les végétations adénoïdes constituent une maladie extrêmement fréquente chez les enfants lymphatiques; on a voulu même, en ces derniers temps, faire de leur présence la pierre de touche du lymphatisme.

Je ne serais pas éloigné, pour ma part, d'adopter cette opinion, car les végétations adénoïdes se rencontrent exclusivement chez les enfants à constitution tenant en quelque sorte le milieu entre les enfants scrofuleux et les enfants arthritiques.

Chez les enfants franchement scrofuleux en effet, on observe les rhinites ulcéreuses, l'ozène, une tendance aux ulcérations et aux suppurations chroniques; chez les enfants arthritiques, les processus dans la région naso-pharyngienne accusent, au contraire, une tendance à la sclérose; et chez eux, ce sont la rhinite scléreuse et les inflammations franchement aiguës qui prédominent.

Mais c'est là une question doctrinale dont la discussion nous entraînerait trop loin. Il est certain, toutefois, que, quel que soit le rôle joué par la diathèse

dans l'évolution des maladies du naso-pharynx, toutes
ces maladies rentrent forcément dans l'un des trois
groupes suivants : Dans *le premier groupe*, les processus à tendance ulcéreuse suppurative qui gagnent
en profondeur, attaquant et détruisant jusqu'au tissu
osseux ; dans *le second groupe*, ces mêmes processus tendent à l'hypertrophie des muqueuses, mais
à une hypertrophie spéciale : les tissus sont ramollis,
saignants et leur vitalité est faible. Dans *le troisième
groupe*, enfin, les processus ont un caractère inflam-
matoire, éréthique et déterminent l'anémie et l'atro-
phie des tissus.

Cette division n'est pas arbitraire, elle est le résultat
de l'observation clinique et attentive des faits.

Le premier groupe comprend tous les *scrofuleux*
et le troisième les *arthritiques*. Dans le groupe intermédiaire, nous rangerons les *lymphatiques*.

Tous les lymphatiques, c'est certain, ne sont pas
porteurs de végétations adénoïdes au sens pathologique du mot, mais tous ont une conformation spéciale
du pharynx qui dénote une prédominance, une hypertrophie physiologique du tissu lymphoïde normal qui
permet, à la simple inspection de la gorge, de les
classer et de prévoir, que, dans le cas de maladie ou
d'affections de la muqueuse naso-pharyngienne et
même dans toutes les maladies de la muqueuse respiratoire, ils réagiront à la façon des lymphatiques : ce
sont des torpides au point de vue réactionnel.

Montre-moi la gorge. je te dirai qui tu es.

Cette division n'est peut-être pas classique aujour-
d'hui, mais je ne désespère pas de la voir le devenir
demain ; et ce jour-là, la spécialisation thérapeutique

des Eaux-Bonnes aura fait un grand pas, et sera merveilleusement simplifiée en même temps qu'élargie car elle pourra revendiquer *tous les lymphatiques* de tous les âges et de tous les sexes, laissant les scrofuleux aux chlorurées sodiques et à la mer, et les arthritiques aux sulfatées calciques, aux arseniquées, etc.

En attendant, je revendique énergiquement et comme légitimement tributaires des Eaux-Bonnes, (et cela, parce que mes observations et ma pratique le démontrent d'une façon irréfutable), tous les enfants porteurs à un degré quelconque de végétations adénoïdes, que ces végétations constituent des *tumeurs* véritables, ou une *nappe* diffuse, ou des *îlots isolés*.

L'angine granuleuse n'est, du reste, constituée que par des végétations adénoïdes atrophiées ou arrêtées dans leur développement par la nature plus *arthritique* que *lymphatique* du sujet.

En suivant l'évolution régressive des végétations adénoïdes et des enfants soumis à la médication des Eaux-Bonnes, on voit d'une façon évidente ces végétations passer par un stade qui n'est autre que l'angine granuleuse.

On voit par ce qui précède, combien on doit étendre le champ des végétations adénoïdes qui, il y a quelques années, n'étaient même pas connues et qui, on le sait aujourd'hui, occupent une si vaste place dans le domaine de la pathologie infantile.

Les symptômes de la maladie varient d'intensité suivant le développement et la situation qu'elles occupent, leur siège correspondant toujours bien entendu, à celui où il existe normalement du tissu adénoïde, c'est-à-dire à la partie supérieure du pharynx, autour des orifices postérieurs des fosses nasales et de ceux des trompes d'Eustache, s'étendant jusqu'à la base de la langue de chaque côté; les amygdales et les piliers du voile du palais, les postérieurs surtout, sont très riches en tissu adénoïde.

Toutes ces régions peuvent être simultanément ou séparément le siège d'une hypertrophie pathologique et les types cliniques de la maladie seront commandés par la' localisation de l'hypertrophie.

On aura le *type nasal*, le *type auriculaire*, le *type lingual* et le *type amygdalien*. Le *type nasal* se reconnaît à la gêne de la respiration, au ronflement pendant le sommeil de l'enfant qui dort la bouche ouverte.

Dans le *type auriculaire* on observe des bourdonnements d'oreilles, des vertiges et de la surdité.

Le *type lingual* est caractérisé par une toux quinteuse avec efforts pour vomir et vomissements ; le *type amygdalien* par de la gêne, de la déglutition et de fréquentes poussées d'angine aiguë.

Nous reviendrons un jour en détail sur ces différentes formes de végétations adénoïdes ; mais pour aujourd'hui je me contenterai de rappeler que cette affection met les enfants dans une situation périlleuse, gêne le développement normal de l'appareil respiratoire en particulier, et de l'organisme en général et que, si elle n'est pas soignée à temps voulu elle occasionne des lésions irréparables et prédispose aux plus redoutables complications.

J'ai, il y a trois ans, apporté à la tribune de la Société d'hydrologie, six observations d'enfants atteints de végétations adénoïdes, guéris par les

Eaux-Bonnes et, depuis, j'en ai recueilli plusieurs autres très probantes et qui montrent d'une façon incontestable la spécificité de ces eaux dans ces maladies.

Nous y reviendrons plus loin.

Nous avons dit qu'au point de vue clinique on peut ranger les malades atteints de végétations adénoïdes du rhino-pharynx, sous quatre types différents suivant le siège prédominant de la lésion : types *nasal*, *auriculaire*, *lingual* et *amygdalien*, mais dans la pratique, les choses ne sont pas toujours aussi nettes et il est fort rare que ces différentes formes ne s'allient pas plus ou moins chez le même sujet pour former des types mixtes à manifestations multiples. Néanmoins, il est toujours *une* des formes qui *prédomine* et c'est celle-là surtout qui commandera le traitement, car le traitement varie avec chacun des types précédents, le traitement local du moins, car le traitement général est le même pour tous : il s'attaque à la diathèse et n'a d'autre but que de relever l'état général et de modifier le terrain.

Nous allons passer en revue tous ces différents types et insister sur le traitement qu'il convient de leur appliquer et qui constitue une technique jusqu'ici peu ou point connue, et qui m'a donné aux Eaux-Bonnes les meilleurs résultats.

Le type *amygdalien* est celui sous lequel se présente le plus souvent l'adénoïdisme ; il correspond à ce qu'on appelle communément l'hypertrophie des amygdales, et se traduit par de fréquentes poussées aiguës, à la suite de chacune desquelles le volume des amygdales augmentera au point qu'elles finissent par obstruer l'arrière-gorge faisant obstacle à la déglutition et à la respiration.

En général, les parents et les médecins n'attachent pas d'importance à cette hypertrophie des amygdales ; c'est un grand tort ; car, ou les amygdales s'hypertrophieront de plus en plus jusqu'au jour où, devenant une cause d'*asphyxie imminente*, il faudra les enlever, ou elles sont une cause d'insuffisance respiratoire et par conséquent une cause d'*asphyxie lente et certaine*, sous l'influence de laquelle l'enfant ne se développe pas, s'étiole et est un candidat pour la tuberculose pulmonaire.

Eh bien ! les grosses amygdales guérissent aux Eaux-Bonnes ; elles diminuent très rapidement de volume sous l'influence des douches pharyngiennes, des gargarismes, etc.

Les douches pharyngiennes doivent être prises d'une façon méthodique et voici comment il faut procéder.

Il faut commencer par la *douche à la palette* : une douche de dix minutes est suffisante ; au bout de trois ou quatre jours, il faut prendre la douche avec un *abaisse-langue* et toujours à la palette. La douche à l'abaisse-langue provoque des spasmes énergiques qui font contracter les piliers, lesquels pressent sur les amygdales. Sous l'influence de cette contraction les cryptes des amygdales se débarrassent des débris épithéliaux et de la matière pultacée qu'ils renferment. En même temps l'eau pulvérisée frappe plus directement sur les amygdales et agit par percussion. Il y a donc là une action double, dynamique et chimique qui exerce la plus heureuse influence, un véritable massage de la région.

Enfin au bout de quelques jours, quand l'accoutumance s'est produite, on prescrit la *douche au tamis* sans abaisse-langue d'abord, et ensuite avec abaisse langue.

Une saison de *vingt et un jours* amène déjà une diminution très notable du volume des amygdales mais trois cures annuelles au moins sont nécessaires pour amener une guérison complète. Deux saisons de vingt et un jours avec quelque intervalle entre chacune peuvent amener le même résultat. Cependant il n'y a rien là de fixe car ce sont les différences individuelles qui seules commandent la durée du traitement et sa répétition.

En tous cas, le fait à retenir est que dans l'immense majorité des cas, les eaux d'Eaux-Bonnes peuvent dispenser de l'ablation des amygdales, opération simple, c'est vrai, qui néanmoins présente des dangers : elle expose à des hémorragies dont la science relate des exemples mortels, même lorsque l'amygdalotomie est faite avec des instruments spéciaux.

D'autre part, les amygdales ont leur utilité et leur suppression n'est pas sans inconvénients.

Ces organes jouent un certain rôle dans la déglutition ; mais elles sont surtout des *organes de défense*, placés à l'entrée des organes digestifs et respiratoires.

Elles sont ce qu'on appelle en langage stratégique des *ouvrages avancés* destinés à s'opposer à l'invasion de l'armée microbienne. Les microbes de la diphtérie et de la tuberculose, pour ne citer que ceux-là, doivent déjà forcer les positions occupées par les amygdales, avant de pénétrer plus avant dans les voies respiratoires, et c'est par les amygdales que commence cette lutte entre les bacilles et l'organisme, qu'on appelle *phagocytose*.

Les amygdales sont les forts de frontières du pays

menacé : il faut donc veiller avec un soin tout particulier à leur conservation et à leur intégrité.

Les Eaux-Bonnes ont une action toute spéciale sur les muqueuses de la gorge, et elles ont une vertu toute particulière pour redonner aux cellules constituantes de cette muqueuse leurs propriétés émoussées ou perdues. L'eau sulfureuse d'Eaux-Bonnes régénère en effet l'épithélium et rétablit entre ses différents éléments l'harmonie détruite par les inflammations et autres processus ; elle rétablit les justes proportions du tissu lymphoïde et du tissu conjonctif, c'est pourquoi elle convient aussi bien dans la pharyngite scléreuse que dans la pharyngite hypertrophique.

C'est cette propriété de guérir la maladie en rétablissant le physiologisme, qui fait la supériorité du traitement des maladies du nez et de la gorge par les Eaux-Bonnes, sur tous les autres traitements médicaux et chirurgicaux dont les premiers, se bornent à traiter le processus sans réparer les désordres qu'il a causés, et dont les seconds détruisent le mal en même temps que l'organe lui-même.

En effet, dans le cas qui nous occupe, les gargarismes émollients, astringents ou détergents, ne s'adressent qu'aux accidents de l'hypertrophie amygdalienne, mais nullement à l'hypertrophie elle-même, ni aux modifications permanentes dues à cette hypertrophie. Voilà pour les moyens médicaux.

Quant aux moyens chirurgicaux : discission, cautérisations chimiques ou physiques, et ablations, ils détruisent en même temps que le mal, l'organe lui-même et privent, ainsi que je le disais plus haut, l'organisme en général et les voies respiratoires en particulier de leur principal agent de défense contre les invasions bacillaires. Du reste, bien avant les doctrines microbiennes, on s'était ému de ce fait qu'à la suite de l'ablation des amygdales, les inflammations du pharynx étaient plus fréquentes et plus graves ; et pour cette raison et par suite du danger de l'opération, beaucoup de médecins étaient opposés à l'amygdalotomie.

La médication de choix dans toutes les affections de la gorge et en particulier dans les affections adénoïdiennes des amygdales est la médication par les Eaux-Bonnes, et nous verrons plus loin qu'elle est encore la médication de choix dans les autres types des végétations adénoïdes et de l'adénoïdisme.

Communication faite en 1894 à la Société d'hydrologie médicale.

De l'hypertrophie du tissu adénoïde et des végétations naso-pharyngiennes aux eaux sulfureuses, Par M. LERICHE.

MESSIEURS,

L'hypertrophie et les végétations adénoïdes du pharynx ont pris en ces dernières années une place importante dans la pathologie naso-pharyngienne, et les moyens chirurgicaux presque exclusivement employés par les spécialistes dans la thérapeutique de ces affections, c'est-à-dire la destruction, le raclage ou l'extirpation des végétations adénoïdes, ne donnent très souvent que des résultats incomplets et inefficaces, et sont parfois des procédés dangereux. On a cité plusieurs cas de mort, occasionnés soit par l'anesthésie que nécessite l'opération qu'on veut faire complète, soit par suite d'hémorrhagie, soit par suite de méningite consécutive, ou de toute autre complication opératoire.

Il y a quelques années, j'ai eu l'occasion de voir à Châtillon-sur-Seine, où j'exerçais alors la médecine, deux enfants opérés à Paris d'affections de ce genre, par raclage; l'un est revenu avec sa végétation à peine détruite, tandis que chez l'autre l'affection avait récidivé au bout de quelques mois. Chez tous deux, il est vrai, les symptômes fonctionnels n'avaient jamais été très accentués, pas plus avant qu'après l'opération. Je conseillai aux parents, qui manifestaient le désir de recourir à une nouvelle opération, de patienter et d'essayer, en attendant, des douches nasales avec une solution iodo-iodurée très étendue d'abord, puis avec de l'Eau-Bonne.

Chez tous deux, il survint une très rapide amélioration. Entre temps, je quittai Châtillon pour aller me fixer aux Eaux-Bonnes. Mais je sais que l'amélioration s'est accentuée, et que les enfants n'ont pas dû, jusqu'à présent, être soumis, à une nouvelle opération.

Depuis, j'ai eu l'occasion de soigner aux Eaux-Bonnes trois cas d'hypertrophie du tissu lymphoïde pharyngien, très rapidement améliorés à la suite d'une seule saison thermale, et je ne puis résister au désir de les soumettre à votre appréciation.

Je sais bien que trois observations sont insuffisantes pour permettre de tirer des conclusions fermes et d'établir les règles d'une médication. Aussi, tel n'est pas mon but, d'autant plus que sur ces trois observations il n'y a qu'un seul cas de véritable végétation adénoïde naso-pharyngienne ; les deux autres ont trait, comme vous le verrez, à une hypertrophie considérable du tissu péri-amygdalien, lequel n'est autre chose que du tissu lymphoïde. Et si je vous soumets ces observations, c'est pour faire appel au souvenir de ceux de nos collègues qui exercent près de stations sulfureuses, et leur demander s'ils n'ont pas vu souvent des faits de ce genre, ou pour, dans l'avenir, attirer leur attention de ce côté. Je n'ai pas d'autres prétentions.

De plus, ces faits me serviront tout à l'heure pour toucher à un point spécial de la pathologie et du traitement de l'angine granuleuse.

Voici ces trois observations très résumées :

Iʳᵉ OBSERVATION. — Le jeune D... du Havre, 13 ans : père ayant eu plusieurs poussées tuberculeuses pulmonaires depuis quatre ans, et encore vivant; mère bien portante, un frère plus jeune et très bien portant. Lui-même n'a eu aucune maladie, mais des maux de gorge fréquents. A la moindre cause, il se produit de ce côté une poussée aiguë avec de fréquentes quintes de toux, amenant des soulèvements de cœur et quelquefois des vomissements. Ces quintes se produisent souvent la nuit, et sont accompagnées d'une dyspnée assez intense pour l'obliger à se mettre sur son séant; la figure est alors congestionnée, et se couvre de sueurs : elles sont souvent suivies de saignements de nez peu abondants. A trois reprises différentes, et à la suite d'une bronchite légère pendant l'hiver de 1892-1893, il y a eu de véritables accès de laryngite striduleuse. Cet enfant vient aux Eaux-Bonnes le 15 juillet 1893, accompagnant son père.

A l'examen de la gorge, on voit des amygdales volumineuses, développées surtout dans le sens longitudinal et descendant très bas, plongeant de chaque côté de la langue ; elles sont violacées et secrètent une quantité considérable de matière pultacée. La paroi postérieure du pharynx est congestionnée et sèche (l'enfant respirant par la bouche), mais ne présente pas de granulations volumineuses. La luette est normale. Les fosses nasales sont libres et il n'y a pas la moindre gêne du côté des trompes d'Eustache.

Je fais prendre tous les matins une douche pharyngienne de dix minutes, et un quart de verre d'eau en boisson ; l'après-midi, un quart de verre et un gargarisme. Dans l'espace d'un mois, j'arrive progressivement à faire boire un verre et demi par jour, et prendre deux douches pharyngiennes de vingt minutes chacune, ainsi que quelques grands bains minéraux de dix minutes, à 35° centigrades.

A la fin du traitement, le 15 août, la partie inférieure des amygdales, jusque-là masquée par les côtés de la base de la langue, est visible ; le volume général de ces organes est diminué. La muqueuse pharyngienne est d'un rouge vif. Depuis cette époque j'ai revu, il y a un an, cet enfant : la muqueuse pharyngienne et les amygdales sont absolument normales, et il n'y a pas eu trace d'amygdalité, ni d'autre phénomène morbide du côté de la gorge.

IIe OBSERVATION. — Mlle L..., de Paris, 14 ans. Père et mère bien portants. Elle-même n'a jamais eu d'autres maladies que de fréquentes bronchites, elle est d'assez grande taille et présente toute l'apparence de la santé ; mais elle se fatigue très vite, transpire fréquemment. Elle est sujette aux maux de gorge, et elle vient de subir une amygdalotomie double en juin dernier. On la conduit aux Eaux-Bonnes, en août 1894. A cette époque, on voit de chaque côté, entre les piliers du voile du palais, et les débordant en tous sens, une masse volumineuse, rouge violacé, bosselée, sans forme déterminée, et recouverte de matière pultacée. Le père me dit que ces sortes de végétations ont beaucoup augmenté de volume depuis l'opération.

Il y a de la gêne de la déglutition, surtout dans les mouvements de la déglutition à vide; et du « hem » continuel.

De plus, l'examen rhinoscopique postérieur permet de voir tout en haut de la partie postérieure du pharynx, une muqueuse très granuleuse et couleur lie de vin, recouverte de mucosités épaisses et visqueuses; la petite malade fait souvent de violents efforts de déglutition pour dégager cette partie de son pharynx. Il y a aussi un peu d'embarras du côté des trompes d'Eustache, avec sensation de corps étrangers de l'oreille.

Je prescris un demi-verre d'Eaux-Bonnes par jour en boisson, une douche nasale et une douche pharyngienne, en augmentant progressivement la durée des séances, pendant vingt-cinq jours. Au bout des vingt-cinq jours, il n'y avait plus la moindre trace des végétations amygdaliennes, le pharynx supérieur était dégagé, la muqueuse était redevenue normale, sauf le point d'implantation des amygdales, qui présentait une coloration un peu plus foncée. Plus de troubles du côté des trompes d'Eustache, et plus de « hem ».

IIIᵉ Observation. — Cette observation a trait à une jeune fille de 14 ans. Mlle G. W..., dont la mère est morte d'accidents puerpéraux, et le père d'une fièvre typhoïde.

Cette jeune fille a eu dans sa première enfance quelques légers accidents lymphatiques, glandes, blépharites ciliaires, etc., et de fréquents maux de gorge ; la menstruation s'est établie facilement, à l'âge de 13 ans, et aujourd'hui la malade est très grande, a les épaules assez bien développées et une largeur de poitrine normale. Mais elle présente à première vue les stigmates de végétations adénoïdes du pharynx.

La figure est pâle et terreuse, les joues aplaties, le maxillaire supérieur est proéminent et fortement incurvé dans le sens antéro-postérieur ; les narines dilatées et immobiles, les plis naso-labiaux effacés, la lèvre supérieure épaissie, et ne recouvrant pas les dents, la bouche est entrouverte.

La voie est empâtée et nasonnée, et les consonnes nasales sont mal articulées. Pendant le sommeil, la respiration se fait par la bouche, elle est accompagnée de ronflements et il y a de l'agitation.

A l'examen de la gorge, on voit une muqueuse épaissie, sèche et granuleuse, pâle et anémiée par places, et congestionnée au contraire sur les parties latérales, et au niveau des amygdales. Celles-ci sont considérablement hypertrophiées, de même que la luette, avec laquelle elles masquent complètement le fond de la gorge. Le voile du palais est très abaissé surtout du côté gauche, qui présente une bosselure, et est débordé en arrière par une masse végétante violacée, étranglée entre la paroi postérieure du pharynx et son bord libre.

Au toucher, le voile du palais crépite et en le soulevant un peu, on voit que cette masse qui le déborde en arrière se prolonge en haut, et se recourbe sur sa face supérieure. Cette masse saignante, tomenteuse, rouge violacé, et couverte d'un enduit visqueux et adhérent, n'est autre chose qu'une végétation adénoïde. L'examen de l'arrière-cavité des fosses nasales est impossible.

Si on essaie d'introduire une sonde molle en caoutchouc dans la narine gauche, on est arrêté au niveau de l'orifice postérieur des fosses nasales ; une injection d'eau ne peut passer non plus, et le liquide reflue par la narine. Le côté droit laisse passer la sonde, mais avec difficulté, et cette manœuvre est suivie d'un écoulement d'un sang noir et épais, par le nez et la gorge.

La malade se plaint de douleurs d'oreilles plus prononcées à gauche, de bourdonnements et d'un peu de surdité.

Je prescris des douches pharyngiennes, des douches nasales et un demi-verre d'Eaux-Bonnes en boisson. Le traitement est commencé le 22 août 1894.

J'assistai moi-même aux douches nasales. Au début, rien ne passait et la douche prise du côté gauche amenait immédiatement des douleurs d'oreille et de tête, ainsi que des nausées allant jusqu'aux vomissements, mais pas d'épistaxis. Du côté droit, le liquide tombait dans l'arrière-gorge et amenait des quintes de toux, et des saignements de nez, mais insignifiants. J'insistai néanmoins sur le traitement et la malade supporta ces douches données avec des précautions infinies ; et au bout de quatre jours, un peu du liquide passa de la narine gauche dans la narine droite. Peu à peu les douches furent mieux supportées encore, les douleurs disparurent et au bout de vingt jours il y avait une amélioration notable.

Les amygdales, la luette avaient diminué de près de moitié, et on ne voyait plus la végétation déborder le voile du palais, qui, lui, était aplani et horizontal, ce qui indiquait une régression très sensible des végétations du côté gauche.

A cette époque, la sonde passait, mais difficilement, à gauche, et à droite beaucoup plus facilement qu'au début, et cela sans amener de saignement de nez.

L'embarras de la trompe d'Eustache avait bien diminué aussi, et le ronflement pendant le sommeil s'était amendé.

La face a repris des couleurs, et l'état général s'est très heureusement modifié.

J'ai eu l'occasion de revoir cette malade en janvier. Les symptômes locaux et généraux avaient encore beaucoup diminué ; la respiration se fait très facilement par le nez, les ronflements ont diminué encore d'intensité pendant le sommeil, le volume des amygdales, de la luette, est encore réduit. La malade prend tous les deux mois, pendant trois semaines, des douches pharyngiennes et nasales avec de l'Eau-Bonne.

La semaine dernière, j'ai vu le tuteur de la jeune fille, qui m'a confirmé que la malade allait de mieux en mieux.

Ces faits isolés sont, comme je vous le disais plus haut, insuffisants par eux-mêmes pour permettre de tirer des conclusions. Mais si on les rapproche des nombreux cas d'hypertrophie des amygdales, améliorés ou guéris par le traitement hydro-sulfureux, malgré l'opinion de certains auteurs qui affirment que « nul aujourd'hui n'a plus la prétention d'obtenir la réduction des tonsilles par les traitements pharmaceutiques internes, ou les médications hydrominérales (1) »; si, d'autre part, on remarque combien les symptômes bruyants de l'angine granuleuse, toux spasmodique et nausées, gêne de la déglutition, bourdonnements d'oreilles et surdité, sont souvent et rapidement améliorés par la médication sulfureuse, on peut légitimement en déduire que cette médication exerce une heureuse influence sur les hypertrophies du tissu lymphoïde.

Et ce n'est pas d'aujourd'hui que l'efficacité de la médication sulfureuse est admise sans conteste. Mais étant donnée l'étiologie généralement arthritique de cette affection, on aurait une tendance à faire la plus large part au traitement interne, et à attribuer à l'action excitatrice des eaux sulfureuses sur la nutrition générale l'action curative principale. Je le crois aussi pour ma part, en ce qui concerne, du moins, l'angine granuleuse, en général à forme torpide, constituée par une hypertrophie plus ou moins uniforme de la muqueuse et des follicules clos isolés, et quand l'affection suit une marche pour ainsi dire silencieuse, alors même que l'examen du pharynx permet de voir des granulations nombreuses et volumineuses.

Mais il est d'autres cas dans lesquels les follicules isolés sont peu ou pas hypertrophiés, la muqueuse, normale à première vue, et dans lesquels cependant les symptômes fonctionnels sont beaucoup plus accen-

(1) Ruault, in *Traité de médecine* de Charcot, Bouchard et Brissaud.

tués ; il peut y avoir une toux quinteuse coquelu-choïde, et même chez les enfants des accès de laryngite striduleuse, comme dans la Ire observation « avec bourdonnements d'oreille et un certain degré de surdité ». Dans ces cas, le siège de la lésion est différent : il y a hypertrophie, non plus ou non pas seulement des follicules isolés de la paroi postérieure du pharynx, mais des follicules groupés ou confluents, formant un véritable système lymphoïde, et notamment du groupe situé à la base de la langue, en arrière du V lingual, et qu'on a appelé quatrième amygdale, et surtout d'un autre groupe, situé en dehors de celui-ci, sur les parties latérales de lá langue et à son union avec le pilier antérieur du voile du palais, et sur l'importance duquel M. Moure de Bordeaux vient d'insister dans une étude de la pharyngite granuleuse, publiée récemment par le « *Bulletin médical* ».

Ce seraient ces cas à symptomatologie bruyante dont l'anatomie pathologique est identique à celle de l'hypertrophie de l'amygdale de Luschke et qui se rapprocherait peut-être plus de la diathèse scrofuleuse que de la diathèse arthritique, qui seraient justiciables surtout du traitement hydrosulfureux local, lequel exercerait sur ces hypertrophies du tissu adénoïde massif, une action détergente et atrophiante.

CHAPITRE IX

CLIMATOLOGIE.

Bien qu'au cours de cette publication j'aie eu à plusieurs reprises l'occasion de parler et de mettre en relief les qualités climatériques des Eaux-Bonnes, il ne me semble pas inutile de consacrer à cet élément important de la cure des maladies traitées aux Eaux-Bonnes, un chapitre spécial et voici ce que j'écrivais dans le Journal *Eaux-Bonnes, Eaux-Chaudes* en juillet 1899.

Eaux-Bonnes-Saison.

La saison bat son plein, suivant le cliché traditionnel, et les nombreux baigneurs qui sont ici jouissent de la température idéale de la station et ne cessent de répéter qu'il fait bon, qu'on respire, et plaignent tous ceux qui ne peuvent, pour une cause ou pour une autre, profiter de la température fraîche et agréable des Eaux-Bonnes.

Le professeur Guéneau de Mussy, qui a laissé dans le monde médical un nom célèbre et qui a honoré de son talent la station d'Eaux-Bonnes, avait su mettre en valeur, avec son incontestable autorité, le climat d'Eaux-Bonnes. Il insistait avec juste raison sur les qualités climatériques sans pareilles de la station, sur l'immobilité de l'air particulièrement favorable à toutes les affections des voies respiratoires.

L'immobilité de l'air est ici, en effet, un facteur des plus importants, car, outre que le vent est excitant par lui-même, donne la fièvre aux prédisposés, provoque des accès de dyspnée et d'asthme, accélère les battements du cœur, il soulève aussi par les étés torrides dont la France entière est gratifiée, des tourbillons de poussière dont l'action mécanique est déplorable pour des gorges et des poumons fragiles ou malades.

De plus, ces poussières sont les véhicules reconnus de tous les germes possibles et impossibles. Par le fait de l'absence complète de vents et de poussières aux Eaux-Bonnes, les malades trouvent ici un repos respiratoire qu'ils ne peuvent trouver nulle part ailleurs et qui est déjà une des premières conditions de la guérison.

Mes distingués confrères Leudet et Cazaux ont étudié et noté soigneusement les variations barométriques et thermométriques et les chiffres qu'ils ont notés concordent avec les tableaux suivants tirés d'un excellent ouvrage du Dr Cazenave de La Roche, intitulé « De certaines formes de maladies de poitrine et de leur curabilité par les Eaux-Bonnes ».

Observations météorologiques de Gaston Sacaze.

ANNÉES.	JUIN.		JUILLET.		AOÛT.		EXTRÊMES DE FROID.		
	Maximum.	Moyenne.	Maximum.	Moyenne.	Maximum.	Moyenne.	Décembre.	Janvier.	Février.
1843......	18°	9°	22°	15°	24°	20°	— 1°	— 1°	— 1°
1844......	28	15	26	15	25	18	+ 3	+ 1	+ 0
1845......	19	15	31	16	27	18	+ 0	+ 0	+ 2
1846......	23	19	26	19	26	19	+ 1	+ 3	+ 2
1847......	22	15	26	21	26	19	+ 11	+ 1	+ 4
1848......	24	16	23	18	25	19	+ 2	+ 11	+ 2
1849......	25	19	27	22	22	18	+ 2	+ 1	+ 3
1850......	30	17	23	18	27	13	+ 7	+ 4	+ 4
1851......	26	21	32	18	23	12	+ 7	+ 0	+ 2
1852......	24	15	27	19	22	17	+ 4	+ 1	+ 6
1853......	25	13	28	18	28	19	+ 0	+ 4	+ 10
1854......	22	14	22	17	25	19	+ 14	+ 0	+ 0
1855......	26	21	27	19	25	21	+ 7	+ 10	+ 3
1856......	27	19	25	20	30	23	+ 5	+ 6	+ 1
1857.....	27	19	29	24	26	21	+ 3	+ 7	+ 7
1858......	30	20	28	18	26	19	+ 0	+ 6	+ 0
1859......	26	17	31	24	23	22	+ 1	+ 2	+ 1
1860......	24	18	24	18	27	17	+ 5	+ 5	+ 12
1861......	25	18	26	19	23	22	+ 3	+ 6	+ 1
1862..... .	20	16	27	20	27	18	+ 1	+ 1	+ 7
1863......	20	17	27	21	27	20	+ 2	+ 1	+ 0
1864......	22	17	24	20	25	21	+ 2	+ 11	+ 4
1865......	25	21	28	20	24	18	+ 5	+ 0	+ 6
1866......	25	18	26	29	25	19	+ 5	+ 1	+ 0

Résumé des vingt-quatre années.

JOURS DE	MOYENNE.	MAXIMUM.	MINIMUM.
Soleil......................	142	164	120
Nuageux....................	112	135	87
Couvert....................	172	264	80
Pluie......................	137	147	127
Tonnerre..................	30	36	4
Grêle sur les monts.......	8	19	5
Neige sur les monts........	42	64	15
Eau tombée en millimètres	1 546	1.845	804
Vent dominant. N.-O.......	116	167	78 à midi.

Résumé de la température annuelle.

Thermomètre centigrade.......	$+10°$ 1/2	$+33°,00$-14
Hygrométrie sécheresse........	48	30^{mm}
Baromètre pression atmosphé- rique moyenne..............	60	80
Baromètre pression atmosphé- rique. Humidité.............	705 — 712 — 683	

Eau tombée en millimètres : tableau comparatif 1845.

A Pau, 1284^{mm}........ ⎰ La différence qu'on observe, dépend
probablement de l'élévation des lieux,
du degré de froid plus continuel et
surtout de la proximité de la mer et
de l'attraction des montagnes nei-
Eaux-Bonnes, 1716^{mm}. ⎱ geuses.

Relevé des observations thermométriques.
Faites aux Eaux-Bonnes par le Dr Schnepp, depuis le 1er juin jusqu'au 1er octobre 1864 (1).

DATES.	6 h. m. 1 h. s. 6 h. s.	Différences.	Moyennes.	MAXIMA ABSOLU.	MINIMA ABSOLU.	Différence des extrêmes.
Juin.						
Du 1er au 10......	10,65 - 15,35 - 12,55	4,70	12,85	17,90 le 8, 11 h. m.	9,20 le 10, 6 h. m.	11,70
Du 11 au 20......	10,88 - 17,19 - 15,28	6,21	14,45	22,70 le 19, 1 h. s.	9,30 le 11, 6 h. m.	12,40
Du 21 au 30......	12,17 - 19,26 - 15,88	7,09	15,78	28,50 le 23, 2 h. s.	10,80 le 28, 6 h. m.	12,70
Moyenne du mois.		14,35				
Juillet.						
Du 1er au 10......	14,09 - 22,48 - 19,03	8,48	18,50	26,00 le 8, 1 h. s.	9,60 le 5, 5 h. m.	17,20
Du 11 au 20......	14,77 - 22,17 - 19,32	7,40	118,75	25,80 le 13, 1 h. s.	12,70 le 11, 6 h. m.	13,60
Du 21 au 31......	15,60 - 22,95 - 20,09	7,26	9,57	25,50 le 31, 1 h. s.	12,00 le 23, 5 h. m.	13,50
Moyenne du mois.		18,94				
Août.						
Du 1er au 10......	16,59 - 25,82 - 22,44	8,73	21,32	28,00 le 9, 1 h. s.	14,70 le 10, 5 h. m.	13,50
Du 11 au 20......	13,88 - 25,46 - 20,10	11,58	19,81	27,80 le 16, 1 h. s.	9,50 le 12, 6 h. m.	17,30
Du 21 au 31......	14,69 - 28,52 - 19,01	8,63	19,01	38,50 le 22, 2 h. s.	6,50 le 28, 6 h. m.	27,00
Moyenne du mois.		20,04				
Septembre.						
Du 1er au 10......	3,55 - 19,83 - 16,30	6,28	16,59	25,00 le 1, 1 h. s.	9,03 le 5, 6 h. m.	15,70
Du 11 au 20......	8,10 - 18,25 - 13,71	10,15	13,35	21,08 le 14, 1 h. s.	4,08 le 13, 7 h. m.	17,00
Du 21 au 30......	13,10 - 21,37 - 16,54	8,27	17,01	25,08 le 27, 1 h. s.	7,09 le 24, 7 h. m.	17,40
Moyenne du mois.		15,64				

(1) *La phtisie est une maladie ubiquitaire*, Dr Schnepp, Paris, 1883.

Observations barométriques faites aux Eaux-Bonnes en 1864.

DATES.	6 h. m.	1 h. s.	6 h. s.	MAXIMA.	MINIMA.	Différence des extrèmes.
Juin.	Millim.	Millim.	Millim.	Millimètres.	Millimètres.	Millim.
Du 1er au 10.........	700,39	700,62	700,78	703,07 le 10, 6 h. soir.	697,65 le 9, 6 h. soir.	6,42
Du 11 au 20..........	700,40	700,27	700,59	706,94 le 18, 6 h. soir.	691,17 le 14, 5 h. soir.	15,75
Du 21 au 30..........	703,67	703,70	703,62	706,15 le 24, 6 h. soir.	700,76 le 27, 6 h. soir.	5,89
Moyennes du mois...		700,95		705,38	696,31	
Juillet.						
Du 1er au 10.........	699,14	698,48	698,77	701,45 le 4, 1 h. soir.	693,84 le 10, 1 h. soir.	7,61
Du 11 au 20..........	100,00	699,84	699,80	702,81 le 18, 1 h. soir.	697,38 le 14, 1 h. soir.	4,48
Du 21 au 31..........	701,35	701,07	701,00	705,60 le 31, 6 h. mat.	697,50 le 28, 6 h. soir.	8,10
Moyennes du mois...		699,76		703,28	696,24	
Août.						
Du 1er au 10.........	701,34	701,28	701,18	704,19 le 10, 6 h. soir.	698,18 le 3, 1 h. soir.	6,31
Du 11 au 20..........	699,05	698,68	698,14	704,94 le 11, 6 h. mat.	690,78 le 19, 1 h. soir.	14,16
Du 21 au 31..........	699,85	699,69	699,64	705,41 le 28, 6 h. mat.	692,64 le 22, 1 h. soir.	12,77
Moyennes du mois...		699,40		704,94	693,86	
Septembre.						
Du 1er au 10.........	701,63	701,75	701,54	706,36 le 5, 1 h. soir.	658,59 le 7, 6 h. mat.	7,77
Du 11 au 20...... ...	700,83	700,32	700,29	703,45 le 12, 6 h. mat.	697,41 le 13, 1 n. soir.	6,04
Du 21 au 30..........	702,19	701,27	791,02	704,03 le 23, 6 h. mat.	698,62 le 22, 1 h. soir.	5,31
Moyennes du mois...		701,41		704,01	698,21	»
Moyennes des 4 mois.		700,38		704,55	696,21	8,24

Observations hygrométriques.

MOIS.	6 HEURES DU MATIN.			9 HEURES DU MATIN.			1 HEURE DU SOIR.			6 HEURES DU SOIR.			AMPLITUDE.	Moy. mensuelle.
	Maxima.	Minima.	Moyenne.	Maxima.	Minima.	Moyenne.	Maxima.	Minima.	Moyenne.	Maxima.	Minima.	Moyenne.		
Juin.............	79	59	69	»	»	»	68	54	63	69	61	55	25	65
Juillet...........	88	67	84	82	54	73	84	52	72	92	60	75	38	76
Août.............	90	49	63	85	44	57	80	35	50	70	44	58	55	57
Septembre........	86	50	58	»	»	»	81	45	55	»	»	»	41	56

Direction et fréquence des vents aux Eaux-Bonnes en 1864.

MOIS.	NORD.	NORD-NORD-EST.	EST-NORD-EST.	NORD-EST.	EST.	EST-SUD-EST.	SUD-EST.	SUD-SUD-EST.	SUD.	SUD-OUEST.	SUD-SUD-OUEST.	OUEST-SUD-OUEST.	OUEST.	NORD-OUEST.	OUEST-NORD-OUEST.	NORD-NORD-OUEST.
Juin	19	16	6	3	2	4	3	6	5	»	2	1	»	3	5	6
Juillet......	50	3	7	4	3	6	14	7	3	4	1	1	»	12	1	16
Août.......	25	1	2	2	5	3	10	15	4	4	1	3	2	2	2	5
Septembre .	17	3	2	1	2	2	8	13	4	2	1	1	»	1	2	5
Totaux...	111	23	17	10	12	15	35	41	15	10	5	6	2	18	10	32

De ces différents tableaux, il ressort que « la température moyenne de l'année calculée au thermomètre centigrade sur une période de 24 années peut s'évaluer à $+$ 10 degrés 1/2 pour la zone des Eaux-Bonnes.

« Les extrêmes chauds viennent en juin, juillet et août, rarement en septembre (Relevé des observations météorologiques de Gaston Lacaze in Cazenave. De La Roche, loc. citat.). »

7..

En somme, la température estivale est très agréable et les journées de grosses chaleurs, je fais appel au témoignage des habitués de la station, ne dépassent pas *quinze* chaque année et les soirées et les nuits sont toujours fraîches, mais les transitions n'ont pas une brusquerie très marquée.

Autrefois même quand on ne pratiquait pas la cure d'air, comme on a reconnu qu'il est nécessaire de le faire aujourd'hui, on pouvait reprocher aux Eaux-Bonnes de ne pas posséder un climat *assez chaud*. Ce reproche est une qualité et les tuberculeux entre autres auraient tout intérêt à séjourner aux Eaux-Bonnes de mai à novembre. Mon confrère le Dr Portes a installé aux Eaux-Bonnes, un sanatorium qui a fonctionné deux hivers consécutifs et les succès qu'il a obtenus sont une preuve de ce que j'avance. En tous cas les mois de mai, septembre et octobre sont en général très beaux et conviennent parfaitement pour la résidence des malades. On incrimine aussi souvent contre le climat d'Eaux-Bonnes, la fréquence de la pluie et du brouillard.

Quand on y regarde d'un peu près et j'ai fait le relevé pendant plusieurs années, les journées de pluie et les journées de temps couvert ne sont pas plus fréquentes ici que partout ailleurs pendant la saison thermale et pendant la période de mars à novembre.

Quant au brouillard, dussè-je passer pour être paradoxal, j'ai la conviction qu'aux Eaux-Bonnes il n'est pas nuisible, au contraire : il contribue à la *sédation du climat* et beaucoup de malades *respirent mieux* par les journées de brouillard que par les journées sèches et chaudes. Ce brouillard, en définitive, qui est le brouillard de montagne est d'une limpidité parfaite et n'est nullement comparable au brouillard de la plaine et des villes ; il n'entraîne avec lui aucune impureté, et ce qui fait la nocivité des brouillards des villes et des plaines, c'est qu'ils s'élèvent d'un sol plus ou moins contaminé. En montagne, au contraire, le brouillard flotte dans l'atmosphère et est absolument pur ; il ne comporte pas une *humidité pénétrante* : on peut y rester exposé souvent fort long-temps, sans que les vêtements ou les cheveux soient mouillés par son contact. D'autrefois, au contraire, il *mouille* et alors il est mauvais pour les malades non entraînés, et ceux-ci ne doivent pas s'y exposer.

CONCLUSIONS.

Voici ce que j'écrivais en 1898 dans le journal *Eaux-Bonnes*, *Eaux-Chaudes* :

Avant et après Noël Guéneau de Mussy, tous les médecins de la station d'Eaux-Bonnes ont étudié ces conditions climatologiques remarquables qui secondent puissamment les effets thérapeutiques de la cure hydro-minérale dont les effets énergiques sont tellement incontestables qu'ils constituent, chez les détracteurs plus ou moins intéressés des Eaux-Bonnes, le principal argument contre la médication eau-bonnaise. Comme si cet argument, au contraire, n'était pas tout en faveur des Eaux-Bonnes qui, à l'encontre de beaucoup de stations, offrent un médicament qui a besoin d'être dosé, et avec lequel on obtient des effets gradués et en rapport avec la gravité de la maladie, avec la profondeur du mal, en vertu de ce vieil adage bien connu : Qui peut le plus, peut le moins.

Tandis que dans beaucoup de villes d'eaux le traitement n'agit que par la multiplicité de ses formes et de ses pratiques hydrothérapiques, aux Eaux-Bonnes, il se résume tout entier dans la *boisson*, les autres formes de traitement ne jouant qu'un rôle accessoire ou tout à fait spécial suivant la localisation des affections.

En résumé, conditions atmosphériques tout à fait remarquables et exceptionnelles. Eau d'une énergie puissante et bien délimitée, telle est la caractéristique de la médication par les Eaux-Bonnes. Il est regrettable que les médecins, en France, se désintéressent de la médecine thermale, ou même professent un véritable scepticisme, pour ne pas dire une hostilité de parti pris, contre cette branche de la thérapeutique, car si la médication thermale était appréciée à sa juste valeur, si elle était l'objet d'études consciencieuses et comparatives de la part des médecins, les Eaux-Bonnes occuperaient vite le rang qu'elles méritent dans le traitement des maladies des voies respiratoires. Si on examine sans parti pris les résultats obtenus dans ces affections aux Eaux-Bonnes, la comparaison est toute en leur faveur, et on comprend vite cette phrase de Pidoux : « Les Eaux-Bonnes ont une profondeur d'action qu'on ne peut demander à aucun médicament, à une autre eau minérale. »

Les Eaux-Bonnes sont autrement efficaces en effet que la créosote, le gaïacol, et toutes les médications broncho-pulmonaires. On n'obtient pas dans une bronchite chronique traitée pendant des mois avec toutes les préparations créosotées connues, les résultats qu'on obtient en trois semaines à Eaux-Bonnes.

Et tandis que les médicaments tirés de la pharma-

copée fatiguent l'estomac, enlèvent l'appétit et entraî-
nent le dégoût des aliments, une cure à Eaux-Bonnes
est essentiellement hygiénique, remonte l'état général,
donne un véritable coup de fouet à l'organisme qui
s'élance avec une ardeur toute nouvelle dans la voie
de la guérison.

Je n'en dis pas plus long et je terminerai par les
quatre propositions suivantes :

1° La station d'Eaux-Bonnes par sa situation géo-
graphique et topographique et par les aménagements
hygiéniques, donne toute satisfaction aux desiderata
que peut exiger la science moderne. L'air y est
pur, tonique et sédatif, les promenades variées et bien
entretenues. C'est une résidence d'été tout indiquée
pour y faire la cure d'air.

2° Les *eaux* ont fait leur preuve depuis longtemps
et leur efficacité *contre les maladies respiratoires est
incontestée.*

3° Les *cures prolongées* aux Eaux-Bonnes sont
indiquées pour le traitement curatif et prophylactique
de la tuberculose pulmonaire.

4° Les *lymphatiques* et les *enfants ou jeunes gens
atteints d'adénoïdisme* trouveront aux Eaux-Bonnes
un médicament spécifique qui transformera sûrement
la diathèse des premiers, et qui pourra éviter aux
seconds une opération ou compléter l'action de
celle-ci.

TABLE DES MATIÈRES

CHAPITRE I

Des conditions hygiéniques d'un sanatorium.

CHAPITRE II

Les Promenades.   30

CHAPITRE III

Les établissements thermaux.   34

CHAPITRE IV

Propriétés physiques et chimiques des Eaux-Bonnes.　42

CHAPITRE V

Action physiologique et indication des Eaux-Bonnes.　50

CHAPITRE VI

Indications thérapeutiques des Eaux-Bonnes et contre-indications.　55

CHAPITRE VII

CHAPITRE VIII

Le lymphatisme et les végétations adénoïdes.   87

CHAPITRE IX

Climatologie.   109

1012-01. — CORBEIL. Imprimerie ED. CRÉTÉ.